인체를 백신생산 공장으로
만들 수 있다

인체를 백신생산 공장으로 만들 수 있다

발행일   2021년 3월 18일

지은이   김대호
펴낸이   손형국
펴낸곳   (주)북랩
편집인   선일영   편집   정두철, 윤성아, 배진용, 김현아, 이예지
디자인   이현수, 김민하, 한수희, 김윤주, 허지혜   제작   박기성, 황동현, 구성우, 권태련
마케팅   김회란, 박진관
출판등록 2004. 12. 1(제2012-000051호)
주소   서울특별시 금천구 가산디지털 1로 168, 우림라이온스밸리 B동 B113~114호, C동 B101호
홈페이지 www.book.co.kr
전화번호 (02)2026-5777   팩스   (02)2026-5747

ISBN   979-11-6539-641-1 03510 (종이책)   979-11-6539-642-8 05510 (전자책)

(주)북랩 성공출판의 파트너

북랩 홈페이지와 패밀리 사이트에서 다양한 출판 솔루션을 만나 보세요!

홈페이지 book.co.kr   •   **블로그** blog.naver.com/essaybook   •   **출판문의** book@book.co.kr

※ 이 책에 나오는 '주파수 백신 제조기' 혹은 '음파기'(제품명 : 라파357)의 효능·효과는 의학적으로 검증되지 않았으며, '생체파동 주파수' 및 '치유주파수'의 개념 역시 과학적으로 검증된 사실이 아닙니다. 이에 독자의 주의를 요합니다.

인체를 백신생산 공장으로 만들 수 있다

이 세상 그 어떤 공장도   인체만큼 과학적이지 않다!

김대호 지음

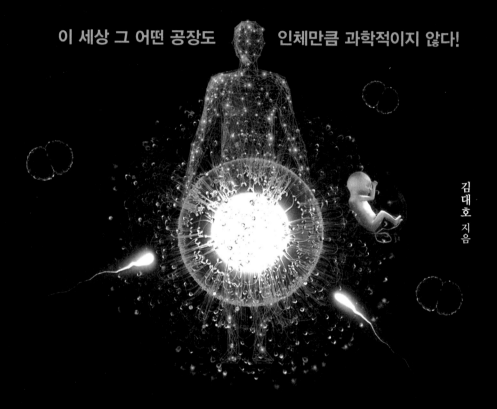

우리가 병에 걸리고 늙는 것은 신체 주파수가 왜곡되었기 때문이다.
왜곡된 주파수를 치유주파수로 바꾸면 내 몸이 곧 백신이 된다!

식중독부터 코로나바이러스까지, 수십 가지 질병을 물리친 주파수 백신 제조기의 비밀

북랩 book Lab

유순애

- 기후연합 사무총장
- 배재대학교 생물의약학과 명예교수

　작은 원자 속에서 우주를 본 김대호 생체정보프로그램연구원장님은 엄청난 달란트를 받으신 분이라고 생각한다. 생물체를 구성하는 낱낱의 분자 속 원자의 구조가 우주와 동일하다는 엄청난 체계를 발견하셨고, 그 속에 형성되어 있는 생체정보프로그램, 즉 우리의 생사를 결정하며 우리가 혼(넋)이라고 표현하는 바로 그것이 일종의 파동임을 알아내셨다.

　이는 경천동지할 발견이며 이것을 모든 이들이 납득할 수 있도록 증명하는 과정을 거치면 인류가 누리는 모든 분야의 콘텐츠가 달라질 것이다. 달라질 수밖에 없다. 그 중에 가장 큰 영향을 받아서 변화될 분야는 바로 의과학일 것이다.

〈유순애 사무총장 약력〉

○ 서울대학교 졸업, 동 대학교 대학원 박사학위 취득

○ 배재대학교 교수

○ 배재대학교 자연과학대학 학장

○ 배재대학교 첨단과학연구소장

○ 미국 오하이오주립대학 방문연구

○ 영국 케임브리지대학 방문연구

○ 학술진흥재단 평가위원

○ 공공기술연구회 평가위원

장영철

- 前 국회의원

- 前 노동부 장관

여든 넘게 세상을 살아오지만 나는 요즘과 같은 세계적 팬데믹은 처음으로 경험한다. 문자 그대로 아비규환이다. 그런데 그 진범이 눈에 보이지도 않는 미세한 신종바이러스라고 하니 바이러스를 억제할 백신에 대한 관심이 커질 수밖에 없다.

의학에는 문외한이지만 백신이라는 것이 병원체인 미생물을 인체에 투여하여 해당 병원체에 대한 정보를 인체에 제공함으로써 그 병원체를 이길 수 있는 항체를 만들어낸다는 상식 정도는 알고 있다. 그런데 미생물 대신, 주파수를 몸에 비추어 인체에 바이러스의 치유정보를 제공함으로서, 이를 소멸시킬 수 있는 항체를 형성한다는 것은 실로 놀라운 일이 아닐 수 없다.

이뿐만이 아니다. 작은 마이크로칩에 저장된 주파수를 인체에 조사하였더니 노년의 피부에 생긴 검버섯이 사라지고 흰머리가 검어지며 회춘의 기대까지 가지게 되니, 정말로 경탄을 자아내게 된다.

이처럼 놀라운 치유효과를 직접 체험하며, 우리 국민 모두가 이처럼 놀라운 치유 혜택을 함께 누렸으면 하는 소망으로 추천의 글을 쓰게 된다. 아울러 이 기적의 치유주파수를 개발한 김대호 원장님에게 깊은 감사를 드린다.

〈장영철 前 의원 약력〉

○ 제5대 관세청장

○ 제13대 국회의원

○ 제6대 노동부 장관

○ 제14대 국회의원

○ 제15대 국회의원

○ 제4기 노사정위원회 위원장(장관)

○ 제2대 영진전문대학 총장

○ 제2대 영진사이버대학 총장

필자가 밝혀낸 우주의 진실들을 한국천문연구원, 고등과학원, 기초과학연구원에 제보하였고 답변을 요구했다. 그러나 답변기일 연기만 수년 동안 되풀이되었다. 그렇게 그들은 계속 답변기일을 미루면서 검토에 검토를 거듭하였지만, 단 한 가지도 반론하지 못하였다.

필자가 밝힌 우주 진실들은 빅뱅론과 같은 추상적 이론이 아니기 때문이다. 현대 우주과학기술로 관측하고 철저히 검증된 1,300장 이상의 위성관측 사진 및 증거들로 명명백백히 밝혀낸 것이기 때문이다.

반면, 현대 천문학의 바이블처럼 여겨지고 있는 빅뱅론을 증명할 수 있는 물리적 증거는 단 하나도 존재하지 않는다. 아울러 한국천문연구원과 고등과학원은 공동답변을 통해 다음과 같이 시인하였다.

'빅뱅이 직접적으로 관측되었다는 결과는 아직 들어보지 못했으며, 우주배경복사도 빅뱅이 있었다면 생길 수 있는 간접적 해석이지, 이것이 빅뱅의 직접적인 증거는 되지 못합니다. 아직 빅뱅이론은 가정에 불과함을 시인합니다.'

그 후 2015년 2월 4일 유럽 물리학회지 「Physical Letter B」 저널에 빅뱅론의 허구를 입증하는 이론이 발표되었다.

모든 생명체에 본성·본능 및 생체정보프로그램이 존재하듯이, 우주에는 질량·중력·밀도·온도 메커니즘의 우주공식이 있다. 이 공식에 의해 별과 행성들이 생성되며, 우주 만물을 이루고 있는 원소들이 만들어진다. 또 이 우주공식에 의해 별들의 종류가 결정될 뿐만 아니라, 별들의 수명까지도 결정된다. 즉, 이 우주공식대로 우주가 생겨나며 진화하는 것이다. 그런즉, 이 우주공식으로 우주의 모든 비밀을 밝힐 수가 있다.

미국의 유명 대학과 공동으로 이 우주공식에 대해 발표를 하기 위해 지난해부터 뉴저지 주에 있는 파트너들과 함께 작업을 해왔다. 그러던 중 코로나바이러스로 인한 전세계적 대재앙을 맞이했다.

하는 수 없이 미국에서의 프로젝트를 잠시 중단하고, 코로나바이러스로 인한 대재앙을 종식시키기 위한 일에 전념하게 되었다. 인간의 생명은 그 무엇에도 비길 수 없이 소중하기 때문이다.

사실 우주의 진실에 대해서 먼저 발표하고 난 다음에 바로 뒤이어서 인체를 순식간에 바이러스 백신으로 만들 수 있는 생체정보프로그램의 진실에 대해 발표할 계획이었는데, 전세계를 덮친 코로나바이러스 대재앙으로 인해 순서가 뒤바뀐 것이다.

지금 선진국들은 약물로 코로나바이러스 백신을 만들기 위한 경쟁을 치열하게 하고 있는데, 가장 쉽고 빠른 방법은 우리 인체를 이루고 있는 물질을 소재로 백신을 만드는 것이다.

이를 증명하기 위해 햄스터와 기니피그들로 진행한 동물실험은 매우 성공적이었다. 이 실험에서 깨달은 것은 동물들이 사람보다 더 잘 완치된다는 것이었다. 사람은 의심이 많아서 긴가민가하지만 동물들은 의심하지 않기 때문이다.

주파수 백신 제조기(라파357)를 사용한 코로나바이러스 감염 확진자들은 모두 조기 완치되어 퇴원하였다.

또 부산과 전라도 광주를 비롯하여 전국에서 몰려온 40명 이상의 사람들이, 이 주파수 백신 제조기를 착용하고 5일간 부패시켜 썩은 냄새가 풀풀 나는 음식을 섭취했지만 단 한 사람도 배탈이 나지 않았다.

감기는 물론, 평생 비염으로 고생하던 사람들도 금방 완치되었다. 이 모두는 100% 확률로 확인되었다.

그렇게 우리 인체를 항체 백신으로 만들 수 있다는 사실이 확인되면서, 이 주파수 백신 제조기는 미국과 유럽을 비롯한 전 세계로 보급되기 시작했다.

주파수 백신 제조기란 주파수 치료기이기도 하다. 주파수 치료기란 이미 널리 사용되고 있는 저주파치료기, 고주파치료기, 음파치료기 중의 하나라고 할 수 있다.

그럼 주파수 백신 제조기란 무엇인가?

백신이란 병원체인 미생물을 인위적으로(주사기) 투여하여 인체 내에서 미생물(바이러스)에 저항할 수 있는 항체를 만들어내는 것인데, 주파수 백신 제조기는 미생물이나 주사기 대신 주파수 치유정보를 인체에 공급하는 것이다.

바이러스는 체세포를 숙주로 기생하는데, 그 세포에 주파수 치유정보를 공급하여 세포 자체를 항체 백신으로 만드는 것이다.

유전자 조작을 통해 노화를 멈추고 건강수명을 늘릴 수 있듯이,

우리 인체를 이루고 있는 생체정보프로그램 조작을 통해 인체 세포에서 발현되는 파동 주파수를 바꿀 수 있다.

그리하여 노화된 피부에서 검버섯이 사라지며 몸이 가벼워지는 것을 확인할 수 있다. 아울러 인체 세포에서 발현되는 주파수를 바꿀 수만 있다면, 우리 인체를 항체 백신으로 만들 수 있을 뿐만 아니라 건강수명을 어렵지 않게 20년 이상 늘릴 수 있다.

분명 늙고 병든 모습은 20대의 젊은 모습에 비해 많이 달라진 모습이다. 이처럼 육신이 달라졌다는 것은 곧 그 육신을 이루고 있는 세포에서 발현되는 파동 주파수 정보가 왜곡되었다는 것인데, 그 주파수를 치유주파수로 바꿀 수 있다면 우리 인체를 항체 백신으로 만들 수 있을 뿐만 아니라 건강수명을 20년 이상 늘릴 수 있는 것이다.

이제 그 놀라운 진실을 밝히고자 한다.

김대호

2장.
생체정보프로그램의 진실   133

3장.
인체에 설계된 우주 시스템의 진실 183

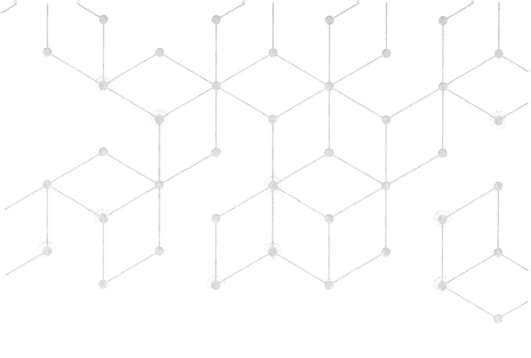

1장

주파수 백신 제조기 치유사례

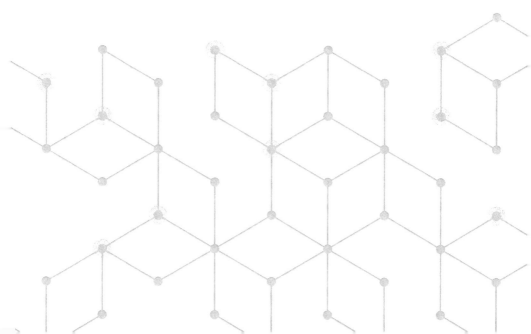

식중독 치유사례 및
주파수 백신 제조기에 대하여

2020년 8월 21일, 우리 인체를 세균 바이러스에 대항하는 항체 백신으로 만들 수 있다는 것을 증명하기 위해 유튜브 생방송을 진행하였다. 식중독균을 배양하기 위해 미리 팽이버섯을 부패시켜놓았다. 생방송 중에 필자가 직접 손목시계 형태의 주파수 백신 제조기(음파기, 제품명 : 라파357)를 몸에 착용하고 부패한 팽이버섯을 섭취하였다.

미국에서 한국산 팽이버섯을 섭취하고 여러 명이 식중독균 감염으로 사망한 바 있다. 유튜브 방송에서 바로 그 부패한 팽이버섯을 섭취한 것이다.

부패한 팽이버섯에서 검출되는 리스테리아균에 감염되면 고열과 두통, 구토, 경련, 목 마비 등의 증상이 나타난다. 하지만 본인의 몸에서는 아무런 증상도 나타나지 않았다. 본인은 주파수 백신 제조기를 착용하고 있었기 때문이었다.

그 방송 후에 한 주 동안 밤낮으로 걸려오는 전화에 시달려, 소위 말하는 '멘붕' 상태가 되다시피 했다. 그리고 부산과 전라도 광주를 비롯하여 전국 각지에서 40명 이상의 수많은 사람들이 몰려왔다.

자신들도 주파수 백신 제조기를 착용하고 부패된 음식을 섭취함으로써 실제로 인체가 항체 백신으로 바뀔 수 있는지를 확인하겠다는 것이었다.

2일간 3회에 걸쳐 행사를 진행하였다. 첫날은 청와대 옆에 있는 한밝교회에서 진행하였는데, 교인들이 주파수 백신 제조기를 착용하고 5일간 부패시킨 음식을 섭취했다.

다음날에는 신길동에서 행사를 진행하였다. 수십 명의 사람들을 두 그룹으로 나누어 시간차를 두고 진행하였다. 이 때도 주파수 백신 제조기를 착용하고 부패된 음식을 섭취했다.

그 결과, 단 한 명도 배탈이 나지 않았다. 주파수를 통해 우리 인체를 항체로 만들 수 있다는 것이 많은 사람들에 의해 증명되었다.

그 후 17명의 코로나바이러스 감염 확진자도 주파수 백신 제조기를 사용하고 조기에 완치 퇴원하였다. 감기, 비염, 무좀, 아토피, 피부염, 혈액순환 등에서도 놀라운 치유사례들이 나왔다.

간혹 치유되지 않는 사람도 있었다. 대다수의 비염 환자들은 세균 바이러스성 비염 치유프로그램 주파수로 치유되었는데, 그 중에는 치유되지 않는 사람도 있었다. 그러나 그 환자에게 알레르기성 비염 치유프로그램 주파수를 만들어주고 사용하게 했더니 즉시 좋은 효과를 보이며 완치되었다.

무좀의 경우에도, 그냥 발 무좀 치유주파수를 만들었는데 다수의 회원이 발톱뿐만 아니라 손톱 무좀까지도 치유되었다. 반면에 그렇지 못한 경우도 있었다. 그래서 그 회원에게는 발톱 치유주파수를 별도로 만들어 드렸더니 그제야 그의 발톱 무좀이 치유되고 있다.

의아한 일들도 있었다. 교장 선생님으로 평생 교직에 몸담고 계시다가 정년퇴직 후 서예 학원을 운영하고 계시는 81세의 이희설 어르신은 발 무좀 치유주파수를 사용하는데, 사타구니의 습진이 사라졌을 뿐만 아니라 귓속에서 수십 년 동안 흐르던 진물도 사라졌다는 것이다. 그분은 아침 일찍 사무실에 방문하시어, 직접 써 오신 족자를 선물로 주고 가셨다.

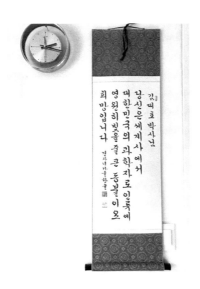

이희설 어르신은 이 족자를 선물로 주시고 그 자리에서 100만 원의 후원금도 전달하셨다. 후에도 많은 사람들을 모시고 오셨다. 엘리베이터도 없는 그 낡은 건물의 가파른 계단을 오르시면서……

경상도에서 큰 종단을 이끄시는 큰스님도 직접 찾아와 후원금을 넉넉히 주시고 제품도 구매하셨다. 그 밖에도 전국 각지에서 많은 사람들이 몰려왔다.

영등포구 신길동 전철역에서 약 10분 거리에 있는 사무실은 대한 민국에서 가장 낡은 빌딩 중의 하나였다. 계단도 너무 가팔라서 벽에 설치된 스텐 파이프를 잡고 오를 수밖에 없는 곳이었다.

그 낡은 건물의 가파른 계단을 오르며 많은 사람들이 몰려왔다. 처음 방문한 사람이 다음에 또 여러 명을 데려오고, 또 그 여러 명의 사람들이 계속 다른 사람들을 데려오며 사무실에는 매일 사람들이 넘쳐났다.

필자는 이런 상황을 의도하지 않았다. 처음에는 진실을 알리자는 차원에서 유튜브 생방송을 했을 뿐이었다. 그런데 그처럼 많은 사람들이 몰려오기 시작한 것이다.

첫 유튜브 방송이 나가고 나서 청와대 옆 한밝교회에서 주파수 백신 제조기 50개 주문이 들어왔다. 한밝교회에서는 그 후 수백 개를 추가로 구매하였다.

전혀 준비가 되지 않은 상황에서 주문이 폭주했기에 시행착오도 있었다. 처음에는 싼 가격에만 맞추다 보니 오작동이 발생하곤 했던 것이다. 그래서 잠시 회원 가입을 중단하고 제품 보급을 멈추기도 했다.

그러나 곧이어 전국에서 회원 가입 신청과 제품 주문이 쇄도하여, 일주일 만에 새로운 제품을 보급하며 회원 가입을 받기 시작했다.

치유프로그램 주파수도 많이 늘어났다. 처음에는 5가지 주파수로 시작했는데, 회원들의 부탁으로 치유프로그램 주파수를 계속 개발하다 보니 늘어난 것이다.

낮에는 사무실에서 쉴틈없이 찾아오는 사람들과 상담하고, 밤에는 회원들의 질병에 맞는 주파수를 개발하기 위해 공부를 했다. 공부한 것을 바탕으로 새로운 치유프로그램 주파수들을 개발했다.

피로가 계속 누적되었지만 회원들의 완치 소식을 들을 때면 그 피로가 싹 가시는 것 같았다.

주파수 충돌로 인한 명현반응도 간혹 있었다. 환자의 몸에는 질병정보를 가진 생체파동 주파수가 존재하는데, 그 주파수와 치유파동 주파수가 충돌하면서 나타나는 현상이었다. 즉, 서로 다른 정보를 가진 주파수의 충돌이었다.

그래서 3일간 몸이 가렵다가 발톱 무좀이 치유된 회원도 있었고, 무려 2개월 동안이나 명현반응을 겪은 후에야 아토피가 치유된 회원도 있었다. 주파수 충돌로 인한 명현반응을 겪지 않고도 다수의 회원이 치유된 반면에, 간혹 이처럼 그렇지 못한 경우도 있었던 것이다.

필자는 유엔 국제환경 의료봉사단 수석부총재로서 키르기스스탄과 아프리카 르완다에 생체정보프로그램연구원 대사를 파견하고, 생체파동분석기들과 주파수 백신 제조기를 무상으로 지원하였다.

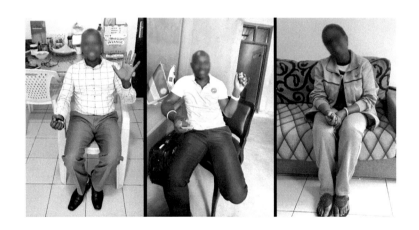

위의 사진은 주파수 백신 제조기로 치유받은 르완다 사람들의 모습이다.

인체를 백신생산 공장으로 만들 수 있다

스페인과 우즈벡을 비롯한 중앙아시아 4개국에도 수백 대의 주파수 백신 제조기를 무상으로 보급하였다.

코로나 의병대 회원 가입이 폭발적으로 늘어나며 체험사례들이 많이 쏟아져 나왔다. 그리고 지금도 많은 치유사례들이 계속 나오고 있다. 지금까지의 치유사례들을 아래에 소개한다.

유엔 국제환경 의료봉사단
임채규 총재 치유사례

유엔 국제환경 의료봉사단(DPI) 임채규 총재님께서 한쪽 팔이 저리고 마비 증세가 있었는데, 12월 24일 사무실로 방문해서 라파357 착용하시고 4일 후 증세가 깨끗이 완치되어 김대호 원장님과 김흥광 박사님께 감사 인사를 드립니다. 총재님께서 필리핀 지부, 인도네시아 지부에서 활동하시는 지부장(의사)들에게 라파357 사용 후 효과에 대해서 통화를 하셨습니다. 현지에서는 많이 기대하고 궁금해한다고 합니다.

- 유엔 국제환경 의료봉사단 사무총장

최영호

유순애 생물의학박사 체험사례

저에게도 효과가 좋습니다. 착용하고 1분 만에 긍정적인 느낌을 받았습니다. 방금 집에 도착했는데 계속 좋은 효과를 느끼고 있습니다.

일단 눈이 맑아지고 시야가 넓어졌습니다. 목소리도 맑아지고 가래가 없어지는 것 같습니다. 또한 전체적인 몸의 활력이 올라갔습니다.

20번 악성 피부염 프로그램으로 착용하고 잤습니다. 반 년간 고생했던 발진 등 박테리아성 피부병이 나았습니다. 요실금 치유를 위해 12번 콩팥 치유 프로그램을 사용하면서 효과가 너무 좋다가, 갑자기 안 좋아진 걸 느끼는 순간 배터리가 방전된 것을 확인하고는 웃음이 저절로 나왔습니다. 결과는 대만족입니다. 무엇보다도 라파 357을 사용한 후부터 온몸의 컨디션이 좋습니다. 인후부가 깨끗해지고 몸 전체의 컨디션이 전반적으로 좋습니다. 차후 좀 더 많은 프로그램을 체험하고 체험사례를 발표하겠습니다. 12번, 20번 파동에 대해서는 지금도 발표 가능합니다.

04

코로나바이러스 치유사례

①

　안녕하세요, 코로나 확진으로 입원하고 있는 50대 여성입니다. 입원 6일째 되던 날에 생체정보프로그램이라는 것을 알게 되었습니다. 프로그램 상의 수치는 29 초기단계라고 하셨는데, 냄새를 맡지 못했고 혀에 맛을 느끼지 못했습니다. 그런데 음파기를 발목에 착용하고 2시간 후 콧속이 시원해지기 시작하더니, 아침에 일어나니 양쪽 콧속이 시원해지고 혀로 느껴지는 맛도 전보다 살아나기 시작했습니다. 2시간 정도 충전 후 다시 손목에 부착해서 사용하고 있습니다. 2일째인데 컨디션이 좋습니다.

　음파기 사용 3일째입니다. 2시간 정도 충전시간을 제외하고 계속 손목과 발목에 착용하고 있습니다. 오늘 점심은 콩나물국이 나왔는데 콩나물국의 냄새를 맡을 수 있었습니다. 휴지통 속 냄새도 맡을 수 있습니다. 그리고 반찬의 매운 맛과 김치의 맛도 느낄 수 있게 되었네요. 회복이 빨라지고 있어요. 그리고 혀에 하얀 백태가 있었는데 깨끗해졌습니다.

　음파기 사용 4일째입니다. 계속 손목과 발목에 착용했고, 냄새와 입맛이 점차 되돌아왔습니다. 확진 후 11일 동안 입원했고 오늘 퇴원하게 되었습니다. 음파기와 함께 완치 확신을 가졌고 호전되는 것을 보았습니다.

지난 8월 24일 코로나 확진을 받고 입원해있던 중, 4일 동안 음파기를 사용했습니다. 음파기 사용 후 검사 결과, 아주 깨끗하게 치료되었다는 소견을 받았고 오늘 퇴원합니다. 추가로 말씀드리자면 첫날 사용 시 가래가 많이 나왔지만 가래의 양은 점점 줄었습니다. 지금은 가래가 나오지 않습니다. 이 음파기가 신기하네요.

---

② ─────────────────────────────

저는 피부조직 검사까지 받을 정도로 피부에 심각한 문제가 있었습니다. 원인은 병원에서도 알 수 없다고 합니다. 단지 특이한 노폐물이 나오는 것 같다고만 했습니다. 피부에 로션을 바를 때마다 머리카락 같은 검은 것이 때처럼 나와서 속이 상했는데, 주파수 백신 제조기를 이틀 동안 착용하니 더 이상 나오지 않습니다.

김대호 원장님의 유튜브 채널에서 이 제품에 대한 설명을 들었습니다. 짧은 설명이었지만 대체의학과 건강에 관심이 많은 저이기에 쉽게 이해했습니다. 믿고 착용하니 효과가 검증되네요. 다 치유되면 뽀얀 피부로 인사드릴께요. 코로나 확진으로 강진에 입원한 후, 주파수 백신 제조기 착용 이틀 만에 음성 판정을 받고 최단기 완치 환자로 퇴원하였습니다.

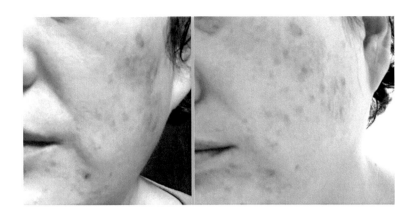

③

코로나 감염 후 음파기를 사용하였습니다. 그 결과 코로나 음성 판정을 받았고, 엑스레이를 찍어 보니 폐도 좋아졌습니다. 피 검사 결과 역시 깨끗하게 나왔습니다. 그리고 우리 형부가 치매로 요양원에 있다가 집으로 오셨는데 설사를 계속해서 이 음파기 사용을 추천했습니다. 음파기 사용 후 설사가 호전되어 언니가 뒤처리하기 편하다고 합니다.

④

고령의 어머니가 코로나 확진 후 라파357 쓰시고 9일 만에 퇴원하셨습니다.

좋은 기기를 개발해주셔서 감사합니다. 인류의 생로병사 문제 해결을 위해 분투하시는 원장님께 경의를 표합니다.어머니 말씀에 따르면 이 기기가 많은 도움이 되었다고 합니다. 손발이 따뜻해지고,

식욕이 생기고, 잠도 잘 자고, 머리가 맑아지고, 콧구멍이 열리는 효과가 있었다고요. 모두들 라파357 쓰시고 질병에서 해방되시길 바랍니다.

같은 병실에 입원하셨던 분은 어머니보다 훨씬 젊으신데도 20일 넘도록 퇴원하지 못했습니다. 저희 어머니는 지병도 있으신데 9일 만에 퇴원하셔서 너무 감사했어요. 모두들 라파357 쓰시고 건강하세요.

⑤ ————————————————————————

외출했다 돌아온 후 밤 9시경 갑자기 기침과 가래가 심하게 나와서 음파기를 1번 코로나 주파수에 놓고 팔뚝에 동여매고 다른 방으로 가서 취침했습니다. 아침 6시경 일어나 보니 언제 기침했냐는 듯 깨끗이 나았습니다. 신기합니다.

무턱대고 음파기 1번에 착용한 체험입니다. 박사님 감사합니다.

⑥ ————————————————————————

코로나 자가격리자가 되었습니다. 오늘 보건소로 와서 검사받으랍니다. 박사님, 이런 때일수록 라파357을 꼭 차야겠지요? 나 말고 우리 집 식구들은 도무지 이 라파357을 미신이라고 믿지를 않으니 참 답답한 일이네요.

현재 증상은 열도 없고 기침도 없습니다. 입맛이 없는 증상만 조금 있습니다. 평소에 2번 차고 다녔습니다. 코로나 걸린 당일에는 라파357을 안 차고 간 것 같아요. 라파357로 회복에 도움이 된다고 믿어집니다. 병원에 온 지 2일째이니 내일쯤 검사해 달라고 해볼게요.

라파357로 코로나가 치유되었는지 여기 병원 관계자에게 문의해 보니, 그런 기기는 세상에 없다고 안 믿네요. 그리고 검사해 달라고 하니 일주일 후 라파357과 관계없이 검사한다 합니다.

저는 코로나 수치가 아주 높게 나왔답니다. 그러나 3일째 되는 날 입맛 돌아오고 체온 정상이고 대소변 정상입니다. 기침 없고요. 내일은 내가 아무래도 음성인 것 같으니 검사해 달라고 해보겠습니다.

처음에 오한이 있어서 감기로 생각하여 감기약 먹고 하루 쉬니 오한이 잡혀서 다음날 일을 하는데 보건소에서 전화가 왔어요. 검사해 보라고요. 해 보니 확진. 몸은 별로 아픈 것 같지 않아요. 감기 초기 증상 비슷합니다. 지금 입원 3일 되었는데 별 이상은 없습니다.

ㄴ [회원 회신] 반신반의하던 사람들에게 좋은 신뢰를 줄 것입니다. 진단서 발급 요청을 해보셨으면 합니다. 날짜별 증상 데이터가 나올 수 있는지도 알아보시고요. 힘드실텐데 어려운 표시 안 하시고, 감사합니다. 빠른 퇴원을 기도하겠습니다.

감사합니다. 입맛이 좋고 잠이 잘 오고 속이 편합니다. 여기 병원에서 라파357로 치료가 되었는지 코로나 검사 다시 해 달라 하니까, 저의 정신이 좀 이상해진 것으로 판단합니다. 어디에서 누가 만든 거냐고 물어서 대충 아는 대로 말씀드렸더니 알겠다고 대답하더군요. 곧이어 우리 부인께 전화가 왔어요. 정신과 의사가 상담 왔다고 합니다. 나의 정신에 대하여 우리 부인에게 물어봤나봐요. 아무래도 제가 이상한 것 같다 합니다. 현실의 벽은 생각보다 높네요.

ㄴ [회원 회신] 말씀 안 하시는 게 좋을 것 같네요.

예, 그것이 문제네요. 원장님의 라파357은 과학인데 원장님의 기도소리 때문에 사람들이 선입견을 갖는 것 같습니다. 믿고 체험을 해 보시면 되는데 너무 엄청난 발명이라 과학적으로 접근하지 않으면 이해가 안 되는 기적의 발명이오니 천천히 설명해서 유튜브로 검색해서 이해하고 함께 하길 바랍니다.

제 개인 생각은 이렇습니다. 기독교 신자들은 이해가 되고 좋아요. 치유를 위한 박사님 개인의 목소리로 기도와 방언 음파를 칩에 넣은 것은 도용방지를 위해서 세상 어느 누구도 흉내낼 수 없으므로 특허죠. 대단한 연구인데요.

    └, [회원 회신] 라파357에 대한 사랑이 대단한 홍보가 되고 감사하나 조금 더 지혜롭게 하시면 좋겠다 싶습니다. 양성판정 받고 들어가셨기 때문에, 병원에는 라파357에 대해 얘기하지 마시고 기침, 열, 피곤 등을 못 느끼니까 다시 한 번 검사를 받고 싶다고 하면 어떨까 싶습니다.

※ 저자 주)

위 사례의 제보자는 곧 일반 생활 센터로 옮겨졌다. 해당 회원이 라파357을 구입하자마자 그것을 강아지에게 채워서 단톡방에 사진을 올렸던 기억이 난다. 그래서 그 의도가 궁금했다.

분명 단톡방에는 라파357이 감기 치유에 특효가 있다는 체험사례들이 가장 많이 올라왔다. 그런데 해당 회원은 감기로 생각하여 감기약을 먹었다고 고백했다. 결론적으로 그는 라파357 치유기에 대한 신뢰가 없었던 것 같다.

그의 가족들도 라파357 치유기를 전혀 신뢰하지 않는다고 했다. 그런즉, 어떤 특효가 있는 약일지라도 신뢰가 매우 중요한 것 같다.

　코로나 바이러스 이야기는 신문, 방송, 유튜브, 각종 검색창에서 보고 듣고 합니다. 저는 교회 집사님이 확진자였는데 그 분 뒤에 앉아 예배를 보았습니다. 하지만 라파357 덕분에 코로나에 걸리지 않고 감기도 걸리지 않았습니다. 2021년에는 다른 분들의 체험사례가 나오기를 기대합니다. 회원님들 건강하시고 하나님과 함께 동행하는 삶이 되시기를 기원합니다.

────────────────────────────────

05

감기 치유사례

①

　저는 여름에도 코감기가 잘 걸려서 지난 주까지 코감기약을 가지고 다녔습니다. 감기 치유프로그램으로 돌려놓고 잠을 잤더니 어제부터 코감기로 콧물이 흘러내리는 것이 없어졌습니다. 약 5시간 정도 사용했습니다.

　대형 선풍기를 틀어 놓고 일을 하다 보면 콧물이 계속 흘러서 괴로웠는데 지금은 괜찮아요.

②

　저는 라파357이 오자마자 혈액순환에 놓고 발목 양말 속에 넣었는데, 발목이 따뜻한 느낌이 들더라고요. 저는 산후풍으로 몸이 시리고 환절기에는 감기를 달고 살아요. 요즘 종아리가 시려서 내복 입고 바지도 입었는데 시려요. 그런데 이젠 내복만 입고도 안 시려요. 만져 보면 제 다리가 따뜻해요. 감기 기운도 없고요.

③ ————————————————————

　아침에 날씨가 추워서인지 콧물이 나고 재채기가 나는 것이 감기 초기인 것 같아서 감기 치유프로그램으로 돌려서 한 시간 정도 차고 있었더니 콧물과 재채기가 없어졌습니다. 감기 치유는 금방 효과를 보았습니다.

————————————————————

④ ————————————————————

　어제 저녁에 선풍기 켜고 잤는데 아침에 일어나니 목이 쉬었어요. 그래서 라파357을 한 시간 차고 있으니 다 풀렸어요. 너무너무 고마워요.

————————————————————

⑤ ————————————————————

　이상해요. 아침에는 기온이 낮아서 계속 콧물이 많이 나와 감기 치유프로그램으로 한 시간 하니 콧물이 안 납니다.

————————————————————

⑥ ————————————————————

　예전 같았으면 지금쯤 콧물에 기침에 고통스러웠을텐데, 오늘은 콧물 한 번밖에 안 나고 기침도 한 번밖에 안 했어요. 감사드려요. 하느님께서 우리를 너무 사랑하셔서 박사님을 보내주신 것 같네요.

————————————————————

저녁에 소래포구에 바람 쐬러 갔다가 집에 오니 감기 증상으로 재채기, 콧물, 코막힘 증상이 나타났습니다. 기기 착용 30분 후 증상이 완화되었습니다. 아침에 한 쪽 코만 약하게 막혀 있어서 2일 더 착용하니 목 통증까지 완치되었습니다.

오늘 모임에 갔는데, 한 분이 머리가 아프고 아무래도 감기 같다고 해서 음파기를 팔에 채워 드렸습니다. 그랬더니 훨씬 나아졌다고 하면서 돌려줬습니다. 음파기를 구해 달라는 부탁도 받았습니다.

직장 동료가 감기로 몸 상태가 매우 좋지 않아 일단 차 보라고 라파357을 빌려줬습니다. 1시간 45분 정도 착용하더니, 조금 전에 '도대체 이게 뭡니까, 어떤 원리지요? 코막힘, 재채기가 멈췄어요. 확실히 효과가 있네요. 연락처 좀 주세요'라며 어리둥절해하네요.

이명증 메니에르병을 앓고 있습니다. 4번, 8번 주파수 사용 중인데 감기로 막힌 코가 뚫리고 머리가 시원합니다. 한 가지 건의사항이 있다면, 스피커가 몸에 붙어야 하기 때문에 병원에서 혈액 채취

할 때 쓰는 팔 밴드를 장착하면 신축성이 있어 늘이고 줄이면서 착용이 용이할 것 같습니다.

⑪ ───────────────────────────────

라파357 구입 후 1개월이 조금 지났어요. 특별한 치유 목적으로 구입하지는 않았으나 위장(7번, 9번)과 감기(8번) 치유에 효과가 있어 보이고 특히 야간 취침 중 혈액순환개선(2번, 4번)을 작동시켰더니 전에는 자는 동안 다리(장딴지와 발등)에 자주 쥐가 났는데 어느 순간 치유되는 효과를 보았습니다.

⑫ ───────────────────────────────

감기는 기본, 천식까지 감기 치유 프로그램으로 치유됩니다. 담(근육뭉침)은 적절한 프로그램이 없어 혈액순환개선으로 설정하고 사용합니다. 전립선 장애에도 효과가 있어서 음파기 사용한 후로는 비뇨기과 안 가게 됐습니다. 큰 기대를 갖거나 전적으로 의지하기보다는, 어느 정도 도움이 되는지 테스트한다고 생각하면 부담없이 즐거운 순간을 만나게 되며 차츰 믿음으로 이어지리라 생각합니다. 건강합시다.

⑬ ───────────────────────────────

라파357 2개월 착용했습니다. 주로 감기와 전립선 프로그램으로 사용했습니다. 감기는 착용 5분 이내 완화라고 되어 있지만 저는 30분 정도는 착용해야 증세가 사라지네요. 전립선 프로그램은 하루 4~6시간 정도 사용합니다. 남는 시간에는 계속 노화방지 기능으로 착용하고 있습니다.

---

⑭ ————————————————————————————

어제 저녁 김장을 하고 돼지고기 수육을 안주로 평소보다 조금 과음을 했습니다. 라파357 2번에 놓고 오른쪽 발목에 차고 취침 후 아침에 일어났는데, 왼쪽 코가 막혀 매우 거북하였습니다. 그래서 혹시나 해서 라파357을 왼쪽 팔뚝에 찼는데, 왼쪽 코막힘이 서서히 풀리더니 30분 정도 지나니 코가 완전히 시원하게 뚫렸어요. 코막힘이 자연적으로 해소될 수도 있지만 제 생각에는 라파357 효능인 것 같습니다.

---

⑮ ————————————————————————————

감기 기운이 있을 때 8번 감기 프로그램에 놓고 사용하고 있습니다. 감기 예방에 최고입니다. 감기, 독감 걸렸을 때는 8번으로 계속 차고 있으면 완치가 됩니다. 겨울철 감기 바이러스에 요긴하게 사용하고 건강하세요.

06

혈액순환 치유사례

① ──────────────────────

저는 라파357이 오자마자 혈액순환에 놓고 발목 양말 속에 넣었는데, 발목이 따뜻한 느낌이 들더라고요. 저는 산후풍으로 몸이 시리고 환절기에는 감기를 달고 살아요. 요즘 종아리가 시려서 내복 입고 바지도 입었는데 시려요. 그런데 이젠 내복만 입고도 안 시려요. 만져 보면 제 다리가 따뜻해요. 감기 기운도 없고요.

② ──────────────────────

일주일 동안 4번(혈액순환)을 많이 사용했는데 잠을 아주 잘 자고 있습니다. 그동안 발바닥이 쑤시고 다리에 자주 쥐가 나서 발바닥과 종아리에 파스를 붙여야 잠을 잤는데 지금은 붙이지 않아도 통증이 사라지고 쥐도 나지 않습니다. 라파357 잘 사용하시고 모두 건강하세요.

③ ─────────────────────

　4번 혈액순환 프로그램으로 하루 2시간씩 3일 사용했더니 주량이 2배로 늘어나고, 아침에 피곤함이 없어졌네요.

─────────────────────

④ ─────────────────────

　혈액순환 장애가 좀 있었는데 음파기 사용 후 발이 따뜻해져서 잠을 푹 잘 수 있습니다. 기분이 너무 상쾌합니다. 이 기기 개발해 주신 분께 절로 감사를 드리게 되네요.

─────────────────────

⑤ ─────────────────────

　몸이 따뜻해지는 것은 확실해요. 숙면이 가능하고, 피로감도 덜하고요.

─────────────────────

⑥ ─────────────────────

　평소 편두통이 심한 편입니다. 30년을 편두통과 함께했습니다. 4번 혈액순환 개선을 작동한 지 1분 만에 온몸이 따뜻해지고, 특히 아랫배가 따뜻해지면서 편두통이 오는 왼쪽 머리 통증이 부드러워지면서 30분쯤 후에는 매우 호전되는 것을 느낍니다.

　라파357의 효능이 놀랍습니다. 좀 더 치료 후에 경과를 다시 올리겠습니다.

─────────────────────

⑦ ————————————————————————————

　혈액순환이 잘 안 되는데, 라파357로 1시간씩 5일 사용하고 나니 쥐가 나는 것이 줄어들었습니다.

————————————————————————————

⑧ ————————————————————————————

　혈액순환 프로그램을 주로 사용하는데, 목 주위에 있던 자잘한 쥐젖이 줄어들었습니다. 뺨에 있던 기미색소도 약간 흐려진 것 같습니다. 3개월 정도 라파357 애용했어요. 외출하고 와서는 2번을 주로 사용합니다.

　비염이나 초기 감기 증상에도 비상약 역할을 신통하게 잘 해내고 있어요.

————————————————————————————

⑨ ————————————————————————————

　올 6월 정기 건강검진 받을 때만 해도 혈압이 137~143까지 올라갔었는데 혹시나 해서 오랜만에, 그것도 식사 후 곧바로 측정했는데 123/82로 기적이 일어났네요. 라파357의 효능이라고 봅니다! 김대호원장님 깊은 감사를 드립니다. 할렐루야 아멘, 주님께 영광.

————————————————————————————

⑩ ————————————————————————————

　기쁜 소식 전합니다. 제가 라파357을 만나고 얼마 안 되어서 저의 남동생(68세) 목디스크가 심하다고 해서 병원에 갔는데 이상하다고 서울 세브란스 병원으로 가보라고 했습니다. 갔더니 뜻밖에도 혈액암 판정을 받았습니다. 너무 놀라서 라파357을 구입하여 동생 댁을 통해서 지푸라기라도 잡아야 하니 열심히 사용해보라고 했습니다. 환자의 예민한 신경을 생각해서 면회 사절인지라 가까이 있어도 만나지도 못하고 기도만 날마다 했습니다. 그런데 동생에게 어제 밝은 목소리로 전화가 왔어요. 정밀검사 이틀 받고 결과를 받았는데 놀랍게도 최상의 결과라며 약 처방도 해 주지 않았답니다.

항암치료 여섯 차례 받고 이틀 정밀검사 받고 결과가 나왔는데 최상의 결과가 나왔답니다. 약 처방도 해 주지 않았다네요. 이 모두가 주파수를 잡아주면서 현대의학이 공조하였기 때문이 아닌가 생각합니다. 원장님 정말 감사합니다. 앞으로 많은 사람들에게 알려지리라 믿습니다. 하지만 믿는 자들에만 이와 같은 효과가 있을 것이라 사료됩니다. 하나님 믿고 예수님 믿는 자에게만 구원이 임하는 것처럼 말입니다. 이 모든 것이 은혜 위에 은혜입니다. 원장님 만난 것이 말입니다. 감사합니다. 김홍광 티비와 대홍라파의 무궁한 발전을 하나님께 기도합니다. 감사합니다.

07

뇌경색 치유사례

① ———————————————————————

　기억이 살아났습니다. 늘 다니던 길인데도 하루는 우측으로 가야 하는 길을 2번이나 지나쳤습니다. 라파357을 사용한 후 정상으로 돌아왔어요. 라파357 사용 후 감사하게도 기억이 살아났습니다.

② ———————————————————————

　머리가 아팠는데 음파기 사용 3시간 정도 지나서 통증이 없어졌습니다.

③ ———————————————————————

　종아리가 제2의 심장이라고 하는데, 갑자기 종아리가 당겨서 불안했지만 라파357 사용하고 2시간 지나서 완쾌됐습니다. 숨 가쁜 증상도 정상화됐어요. 눈 색깔도 하얗게 됐어요. 코로 숨 쉬는 것도 시원하게 됐어요.

④

　심장 부정맥 프로그램 설치 후, 지속적으로 꾸준하게 사용해서 지금은 달릴 때 숨이 차지 않습니다.

⑤

　몇 년 전 뇌경색으로 쓰러진 후로 늘 머리에 모자를 쓴 듯 갑갑함이 있었습니다. 라파357을 몸에 부착한 지 일주일 되었는데 이제 감각이 돌아오고 있습니다. 참고로 17번에 고정시키고 사용합니다. 김대호박사님! 진심으로 감사드립니다.

⑥

　맨 처음 사용할 때 온몸의 긴장한 세포를 풀어 주는 듯 계속 잠이 와서 하루 정도 쉬고 나니 편안하고 개운하며 컨디션이 아주 좋아졌습니다.

⑦

　라파357 사용 후 만 4개월이 지났어요. 처음에는 코로나 예방 목적으로 사용 후 10일째부터는 17번 뇌경색 후유증 치료에 들어갔고 그 이후에는 4번 혈액순환에 놓고 사용하고 있어요. 몸이 전체적으로 많이 가벼워졌습니다. 또 얼굴 잡티도 많이 없어져가고 있네요. 아무튼 라파357이 업그레이드되었다 하니 기쁜 소식 반갑고 고맙습니다. 축하드립니다. 모두들 라파357 이용하시어 건강하시길 기도합니다.

인체를 백신생산 공장으로 만들 수 있다

08

비염 치유사례

① ————————————————————

상경하여 직장생활을 하다 보니 2000년경부터 알레르기성 비염이 발병했습니다. 재채기, 콧물 등 감기 증상이 1년 내내 나타나는 것이 2년 가량 계속되었습니다. 감기인 줄 알고 감기약만 먹어오다가, 어느 날 알레르기성 비염임을 알고 이런저런 방법으로 다스려왔습니다. 성우들이 사용하는 소금물의 효능을 알고부터는 현재까지 코와 목을 수시로 소금물로 가글하며 지내고 있었습니다. 오늘 아침부터 라파357의 비염 치유 효능 테스트를 위해 소금물 가글을 하지 않고 13번의 비염 치유 프로그램을 사용하고 있습니다.

사용 전 바로 콧물이 흘러내렸는데, 기기 작동 후 지하철로 출근 중인 현재까지 재채기, 콧물 등의 불편함이 전혀 없는 상태입니다!

※ 위 1번 치유사례 작성자 김정준 氏 체험 경과 보고

_ 2020. 9. 21. 작성(사용 6일째)

○ 9월 16일부터 계속 소금물 가글 없이 라파357만으로 치유 중

○ 재채기, 콧물 등의 불편함 전혀 없음(1~2번 콧속이 간질간질했던 정도)

○ 9월 18일 아침 광화문에서 10여 회 재채기가 나왔으나, 이후 진정되었음

○ 9월 21일 아침에 일어나니 목감기 증세가 와서 감기 치유프로그램 작동. 목감기 증세는 곧바로 사라졌고, 5~6회 재채기가 나온 후 진정되었음

○ 크고 작은 치유의 역사가 일어나길 간절히 빌고 소망합니다! 감사합니다. 현재까지 잘 지내고 있는데, 전에는 소금물 가글 없이 하루이틀 지나면 여지없이 재채기와 콧물이 나왔는데 그때와 비교하면 크나큰 효능이 입증되었다고 봅니다. 할렐루야 아멘, 주님께 영광.

② ────────────────────

비염, 축농증은 2시간 만에 완쾌! 감사합니다.

③ ────────────────────

저는 거의 30년 된 알레르기 비염으로 4계절 내내 고생을 심하게 했었는데 라파357 사용으로 깨끗이 치료되었습니다.

④ ────────────────────

비염 때문에 라파357을 구하게 되었습니다. 방 안이 훈훈해도 전기장판을 틀어놓고 자지 않으면 아침에 일어났을 때 콧물이 줄줄 흐르고 재채기를 하고, 또 그러고 나면 머리도 띵하게 아프고 밥을 먹을 때도 재채기를 해서 밥이 사방으로 튀고 일상 생활에 불편함이 컸습니다. 또 샤워를 하고 나와서 옷을 두껍게 입지 않으면 금세 감기가 옵니다. 체질이 너무 약한 사람입니다. 그래서 라파357에 비

인체를 백신생산 공장으로 만들 수 있다

염 프로그램도 있길래 얼른 구입하였답니다. 지금은 전기장판을 틀지 않아도 감기에 걸리지 않습니다. 너무 감사합니다. 먼저 하느님께 감사드리고 김 원장님께 너무너무 감사드립니다. 홍보도 많이 하려고 합니다.

⑤ ───────────────────────────

저는 2020년 12월 30일부터 라파357을 사용하였습니다. 현재까지의 치유사례 말씀드리겠습니다. 착용 후 3일째 축농증이 사라졌습니다. 30년 동안 맡지 못하던 냄새를 맡기 시작했어요. 김대호 원장님께서 개발한 음파기 착용할 수 있는 기회를 주셔서 정말 감사드립니다. 또한 오른쪽 어깨 쪽으로 고개를 돌리지 못하였으나 아픈 부위가 차츰 오른팔 쪽으로 내려오면서 2021년 1월 28일에는 증상이 완전히 사라졌습니다. 또한 착용 후 약 일주일가량부터 변비도 사라졌습니다.

라파357은 가격으로 환산할 수 없는 신기한 제품이라고 생각합니다. 라파357 개발하신 김대호 원장님 감사합니다. 더욱 연구개발하셔서 인류 구원에 함께하심에 감사와 경의를 표합니다. 항상 헌신적인 노력에 감사드립니다. 라파357 파이팅입니다.

09

전립선염 치유사례

①

저는 만 72세의 남성이며 2020년 9월 15일부터 라파357을 사용하며 전립선비대증의 치료를 시도하고 있습니다.

먼저 이전의 증세와 병증에 대하여 언급하겠습니다. 전립선비대증이란 전립선이 비정상으로 커지는 것으로 많은 남성의 노화 과정에서 거의 필연적으로 심화되는 병증입니다. 전립선이란 방광에서 요도로 이어지는 위치에서 요도의 개폐 기능을 할 뿐 아니라 남성의 성기능에도 관계하는 림프샘입니다.

이것이 비대해지면 방광의 용량이 작아져 소변 주기가 짧아지고, 요도의 개폐 기능을 하는 괄약근의 기능 저하로 소변의 유량이 줄어들어 소변 개시가 힘들게 됩니다. 오랫동안 지체하기도 하며 줄기가 약해져서 두 줄기로 나와 옷을 적시기도 합니다.

저는 거의 매일 수면 중 2번 이상 깨서 소변을 보게 되어 깊은 수면을 이루지 못하고 있었으며 주간에도 거의 1~2시간 간격으로 소변을 보았습니다.

지난 4월 7일 비뇨기과에서 검진을 받은 기록을 말씀드리면, 전립선 크기가 75㎜(정상인은 25㎜, 무게로는 35g)이었고 4월 29일 검진 결과 PSA(종양표지자)가 4.7(4.0이하이면 정상)이었습니다. 처방에 따라 일양하이트린정2㎎과 하이네클정을 아침저녁 2회씩 복용하고 있습니다.

체험 후기에 대하여 올리려면 장기적으로 관찰하고 나서 이야기 해야 옳지만 우선 급한 대로 9월 17일까지 이틀 동안의 체감효과에 대하여 나누고자 합니다. 약은 계속 복용 중이지만 착용 당일부터 수면 시간 중 소변 횟수가 1회로 줄어들었습니다. 좀 더 지나봐야 확실하겠지만 계속해서 보고할 것입니다. 3개월 후쯤 초음파검진과 혈액검사 결과에 대하여 나누고자 합니다.

라파357 사용 2일 후부터는 취침 중 기상이 1회로 감소하였고 주간에도 소변 주기가 3~4시간으로 늘어나는 호전이 있었습니다. 그때까지는 이전에 복용하던 약을 복용하는 상태였습니다.

이제 이 호전 상태가 지속하는지 확인하기 위하여, 라파357 사용을 끝내고 약만 2일간 복용하였는데 도로 악화되고 있는 것이 분명하여서 3일째부터 라파357을 다시 사용하기 시작했습니다. 이번에는 2일 동안 약 복용을 중단하였습니다. 그랬더니 취침 중에 2번 깨야 하는 상태로 돌아가고 말았습니다.

그래서 다시 라파357과 약 복용을 병행하였습니다. 2일 동안 시험하였더니 확실히 양호한 상태, 즉 취침 중 2회 소변, 그리고 주간에도 3시간 간격으로 소변을 보는 좋은 상태로 회복되었습니다.

결론으로 요약하자면 전립선비대증에 대한 라파357의 치료 효과는 확실하다는 점이고 15일의 단기 사용으로 완치에는 이르지 못하지만 약을 계속 복용하면서 라파357 사용을 병행하면 좋은 치료 효과를 얻을 수 있다는 점입니다. 앞으로 장기간 계속 사용한 후 치료 체험을(약 중단 가능성과 전립선 크기 및 PSA수치 감소 여부) 공유하기로 하겠습니다.

---

② ───────────────────────────────

먼저 김대호 원장님과 김흥광 대표님께 감사드립니다. 라파357을 통해 생명줄을 잡았기 때문입니다. 이 기기를 사용한 지는 1주일이 넘었습니다. 비염과 전립선 질환이 현저히 좋아졌습니다. 불면 증상도 사라져 깊이 잤습니다. 13번과 14번을 번갈아 1주일 넘게 사용했습니다. 원래 지병인 파킨슨에 도전해볼 작정입니다. 기도 부탁합니다. 참고로 김 원장님께 제언 드립니다. 이 나라 의료법이 하도 까다로워 이 기기의 명칭을 치료기나 치유기로 하면 위험하니 건강보조기로 지칭하면 좋겠습니다. 건강한 추석을 선물로 주신 김 원장님께 거듭 감사드립니다.

---

③ ───────────────────────────────

라파357로 전립선 치유 체험사례입니다. 나이가 들어 소변을 자주 봅니다. 14번에 놓고 하루 1~2시간 5일 정도 체험하니 완연히 횟수가 줄어들고 있습니다. 계속 사용해 보고 또 말씀드리겠습니다. 김대호 박사님 감사드리고 존경합니다.

---

④

샬롬! 저는 라파357 초기(작년 9월)부터 14번 프로그램으로 사용하고 있습니다. 사용 전에는 취침 중 2~3회 소변을 위하여 일어나야 했지만 사용 3일째부터 1회만 일어나는 상태로 호전되어 지금까지 지속되고 있습니다. 초기에는 라파를 중단하면 곧바로 원상으로 돌아갔으나, 지금은 칩 손상으로 설 연휴 동안 사용하지 못했지만 도로 돌아가지 않고 있습니다.

10

염증 치유사례

① ——————————————————————————

원장 선생님께 감사드립니다. 저는 여성 질환 때문에 라파357을 사용한 지 5일 되었는데 증상이 80% 사라졌어요.

증상으로 말하면, 앉아 있어도 허리가 아프고 서 있어도 아프고 누워 있어도 통증이 있습니다. 아랫배가 묵직하고 하반신이 내려앉는 느낌이 있으며 분비물도 있었거든요.

그런데 라파357을 충전하는 시간만 빼고 모든 시간을 몸에 착용하니 4일째 되던 날 아침에 온몸이 떨리고 술 취한 것처럼 어지럼증이 나면서 오후까지 몸 상태가 좋지 않아 원장 선생님과 상담을 했습니다. 몸이 약하면 그런 반응이 있을 수 있으니 몇 번을 누르라고 알려주어서 그렇게 하니 30분 만에 정상으로 돌아왔어요. 정말 대단하세요. 여성 질환 프로그램도 넣어주시면 많은 분들이 도움을 받으실 겁니다.

——————————————————————————

② ——————————————————————————

저는 50대 중반 여성입니다. 직업은 요양보호사입니다.

일이 힘들었는지, 몸이 많이 피곤하였는지 갑자기 아랫배가 묵직하면서 하반신이 밑으로 빠지는 듯한 느낌과 함께 허리가 너무 아파 앉아 있기도 힘들고 서 있기도 힘들고 누워 있어도 허리가 아파 도저히 진정할 수가 없었어요. 병원에 가서 초음파 검사를 하니 수술 의견까지 나왔어요. 그러던 어느날 친구에게 소개받아 유튜브 채널을 보면서 이런 프로그램이 있다니 처음에는 실감이 나지 않았어요. 그러나 너무 부담되는 가격도 아니어서 라파357을 구입해서 사용했습니다. 하루하루 몸이 달라졌어요.

지금은 사용 22일 됐습니다. 그 증상 완전히 호전됐습니다.

라파357 착용하고 경과를 지켜봤어요. 시간이 흐르면서 스스로 체감할 정도로 호전되는 것이 느껴졌어요. 너무나 신기했어요. 병원에서 다시 초음파를 해보니 많이 좋아졌다고 하네요. 우선 허리가 아프지 않고 빠지는 느낌도 없고 묵직한 것도 없어졌답니다. 사람은 몸이 불편하면 자리에 누울 생각만 하거든요. 그런데 지금은 전혀 그렇지 않습니다.

원장 선생님 정말 머리 숙여 고맙습니다. 원장 선생님 이전을 축하드리며 앞으로 대박나기를 기원합니다.

---

③

전 큰 병은 없으나 약한 체질 때문에 아픈 곳이 많습니다. 일주일에 3번 걷기 운동을 합니다. 어제 호수공원에서 3㎞ 걷고 무릎이 아파서 동전 파스 3개를 붙이고 잤는데 전혀 호전이 안 돼서 오늘 외출은 포기하고 쉬면서 라파357 관절염 프로그램을 찾아봤는데 없더라고요. 그래서 ALL로 설정하고 통증 부위에 스피커를 대고 사용했습니다. 1시간 정도 지나니 신기하게 통증이 없어졌습니다. 정말로 신기합니다.

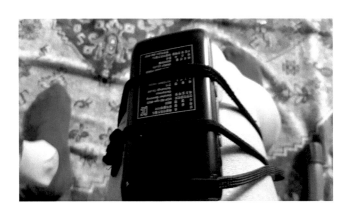

④ ───────────────────────────────

저는 여기저기 아픈 데가 많은 여성이랍니다. 어깨 통증이 심하여 신경외과 약을 6개월 먹고 좀 낫는 듯했는데, 한 달 지나니 다시 어깨와 팔에 통증이 생겼으며 팔을 뒤로 움직이기 힘들었습니다. 물건을 옮길 때도 저도 모르게 소리를 지르곤 했습니다.

그런데 라파357 착용 5일째 됐는데 어깨 통증이 80% 사라졌어요. 팔도 뒤로 넘어갑니다. 너무 신기했어요. 한 개로는 성에 차지 않아 라파357 두 개를 착용하고 있습니다.

박사님 정말 대단하시고 수고도 많으시고 좋은 프로그램 많이 연구해 주세요. 정말 감사합니다.

───────────────────────────────

※ 저자 주)

라파357 두 개 동시 착용은 바람직하지 않다.

⑤

저는 추위에 약하고 기온이 내려가면 가래와 기침이 있는데 15번 프로그램으로 2일 만에 완쾌했습니다. 감사합니다.

⑥

저는 가끔 과로하면 잇몸에 염증이 생기고 목이나 귀가 아픈 경우가 있는데, 어제 이런 증상이 나타나 저녁 식사 때도 한쪽으로만 씹었습니다. 치과를 가야 하나 생각하면서 우울하였는데 라파357 21번 피부염증 치료가 생각나 라파357을 차고 취침하였습니다. 물론 잠도 잘 잤고요.

아침에 일어나니 잇몸염증이 많이 개선되고 몸도 상쾌했어요.

21번 치료를 며칠 더 해볼 생각입니다. 사실 별 기대를 하지 않았는데 잇몸염증이 개선되었어요. 웬일인지 내심 놀랐고, 정말 신기했어요. 다음에 임상사례 또 올리겠습니다.

2일 차 라파357 사용 후기를 말씀드립니다. 이제 잇몸과 목의 통증은 해소되었고 귀에만 약간의 통증이 있었는데, 오늘은 귀의 통증도 모두 해소되었어요.

얼마 전에도 이런 증상이 있어 이비인후과와 치과에서 치료를 받았는데 이번에는 라파357 덕분에 병원에 가지 않게 되어 기분이 매우 홀가분합니다. 라파357 개발해주신 김대호박사님께 감사드립니다.

11

통증 완화 사례

① ————————————

 라파357 초창기부터 사용하고 있습니다. 감기, 가래, 눈곱 많이 끼는 것, 배앓이에 특효입니다. 저는 기본형이라 다른 기능들은 잘 모르겠지만, 감기와 복통, 그리고 생리통에도 효과를 보았습니다. 점점 프로그램이 추가되면서 발전하고 있는 느낌이라서 좋습니다. 두께도 얇아지고 있어서 좋습니다. 박사님, 앞으로도 더 발전하는 모습을 지켜보겠습니다. 힘내세요!

② ————————————

 1년 이상 어깨 통증으로 고생했습니다. 잠잘 때도 통증이 있었습니다. 김 원장님을 뵙고 라파357 구입 후 손목에 착용한 지 3일째인 지난 금요일, 아침에 일어나니 왼쪽 어깨 통증이 없어졌습니다. 너무 신기해서 선후배들에게 자랑했습니다. 지금까지도 어깨 통증이 없어서 원장님께 깊은 감사를 드립니다. 어깨 통증이 없어서 행복한 시간을 보내고 있습니다. 고맙고 감사합니다.

③ ———————————————————————

저는 안양에 사는 77세 아저씨입니다. 31년 전 대형 교통사고로 거의 1년을 입원하고 퇴원했습니다. 여러 후유증이 있었습니다. 허리와 고관절이 아픈 통증이 있었는데, 라파357의 노화 프로그램과 코로나 프로그램, 그리고 낮에는 4번 혈액순환 프로그램과 8번 감기 치유 프로그램 등으로 사용했습니다. 9월 10일부터 11월 10일까지 두 달 동안 밤에 충전하면서 하루에 20시간 이상 치유했습니다.

그 결과 허리와 고관절 통증 완치되었습니다. 오른쪽 복숭아뼈 부스러졌던 후유증도 현재 완치됐는데 혹시 재발할까봐 계속차고 다닙니다.

김대호 원장님, 기적의 라파357 발명에 감사드립니다.

④ ———————————————————————

며칠 전 아침을 먹는데 집사람이 갑자기 '악' 소리를 지르면서 수저를 든 오른팔을 움직이지 못했습니다. 왜 그러냐고 물으니 담이 걸린 것 같다고 하면서 팔을 못 움직여요. 오른쪽 가슴과 겨드랑이가 만나는 삼각 부위에 담이 온 것 같아서 내가 착용한 라파357을 혈액순환 프로그램에 맞추고 얼른 왼팔에 채워줬습니다. 잠시 후 팔이 움직여서 식사를 마친 후 라파357 다시 내놓으라고 하려다 하루종일 차고 있어보라고 내버려뒀습니다. 집사람은 라파357을 절대 믿지 않는 쪽입니다. 오후 6시쯤 충전을 해야 해서 다시 받아오면서 어떻냐고 물었더니 멀쩡하다네요. 그래도 아직 고개를 갸웃거리며 안 믿습니다. 전에도 새벽에 집사람 목소리가 코맹맹이 소리가 나길래 감기 걸렸구나 생각하고 라파357을 팔에 채워주고 몇 시간 후 관찰하니 그 증세가 사라졌더군요. 감기 정도는 그럴 수도 있겠다 싶어 지나쳤습니다. 우리가 지금껏 살아오면서 많은 경험을 하며 지나왔습니다. 제가 김 박사님을 믿고 라파357 구입하게 된 동기가 있습니다. 설명 영상을 보면 우주에 관한 설명이 나옵니다. 저는 그것을 믿습니다. 부스럼이 생기거나 사고로 다쳐 몸 일부에 상처가 나서 수술을 했다거나 심한 가려움증, 피부염, 또 눈의 상처나 특정 부위 통증을 살펴보면 꼭 밤에 증상이 심해지고 해가 뜨면 완화됨을 느꼈을 것입니다. 이 점에서 김 박사님의 태양과 우주에 대한 설명에 믿음이 생겨 일단 체험을 해보자 했습니다. 회원 가입 답례로 라파357을 주서서 지금 체험 중입니다. 신뢰 문제는 본인들의 생각에 달렸다고 생각합니다. 우리 모두 건강합시다.

---

⑤ ───────────────────────────────

저는 1년 전부터 왼쪽 어깨 통증으로 팔을 올릴 수도 없었고 뒤로 젖힐 수도 없었습니다. 어깨 속 통증이 너무 심해 밤에 잠을 자다가도 몇 번씩 잠을 깨곤 했습니다. 병원에서도 버티기 힘들면 수술을 하라고 하였습니다. 그러던 중 다른 치료(기관지) 목적으로 라파357을 착용했는데 어깨까지 다 나았습니다. 남편 역시 1년 전부터 양쪽 팔이 많이 아파서 병원을 다녔습니다. 라파357 2번과 4번 프로그램을 병행하며 착용했는데 팔이 다 나았습니다.

남편의 발톱 무좀도 나아가는 중인데 후기 또 올리겠습니다. 참고로 저의 기관지는 좀 더 치료를 해야 될 것 같습니다. 의병대 회원님들께도 좋은 소식 있기를 기대합니다.

---

⑥ ——————————————————————

어깨와 쇄골 쪽으로 통증이 있어서 습관적으로 어깨를 두드리고 팔을 자주 돌리곤 했습니다. 라파357 3번으로 지정하고 며칠 착용했는데 신기하게 통증이 사라지네요. 신기하고 감사합니다.

12

피부염 치유사례

①

발의 피부병으로 20년 이상 고생했습니다. 그간 피부과에서 여러 차례 처방을 받아 약을 써도 낫지 않고, 영등포 계피부과에 가보라고 해서 처방을 받아 약을 써 보았지만 낫지 않아 고생을 했습니다. 5~6년 전 처방을 받아 약을 썼을 때 말끔히 나은 적이 있었지만 얼마 지나지 않아 다시 재발하여 여전히 고생해왔습니다. 지난 주 월요일부터 라파357 치유를 시작하여 오늘 9일차입니다. 지금 상황으로 보아 이번 주 안으로 완치될 듯합니다.

치료가 된 발 사진을 올립니다. 2주 전 월요일 오후부터 시작했기에 오늘로 딱 2주가 되었습니다. 제 발의 피부병은 치료 전까지 늘 가뭄에 논바닥이 갈라진 모양으로 거친 딱지로 뒤덮여 있었습니다. 가려움증이 심하여 손톱으로 긁든지, 발바닥 굳은살을 갈아내는 기구로 그곳을 갈아내면 다시 그곳에서 진물이 나오고 딱지가 생기는 악순환이 반복되었습니다. 이런 증상이 오랜 세월 지속되다 보니 증상이 있는 주위의 피부가 거뭇하게 변했습니다.

라파357을 사용하면서 심한 가려움증이 어느 정도 진정되기 시작했습니다. 예전과 같이 긁거나 갈지 않게 되니 차츰 발의 상태가

인체를 백신생산 공장으로 만들 수 있다

호전되었습니다.

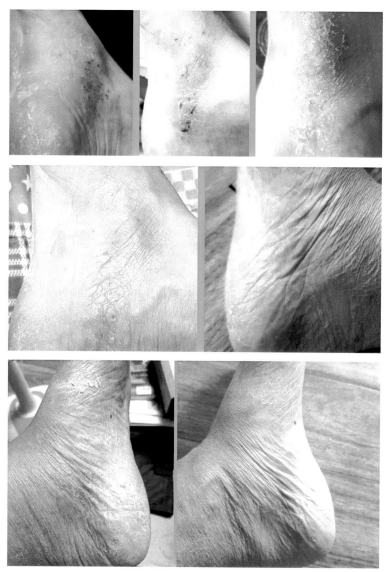

왼쪽에서 오른쪽으로 치유되는 과정의 발 모습

첫 일주일은 하루 사용시간이 평균 3시간 내외여서, 호전되는데 시간이 많이 걸린 듯합니다. 피부병의 뿌리가 너무 깊어 몇 일 더 사용해야 할 듯합니다.

②

음파기를 5일째 착용하고 있는 81세 되는 사람입니다. 귀에서 자주 진물이 나와 오랫동안 불편했습니다. 병원에 가면 곰팡이 때문이라고 합니다. 음파기 사용 후 이제는 진물이 안 나옵니다.

사타구니에 습진처럼 붉은 반점이 생겼는데, 색이 검게 변했습니다. 발톱 무좀이 있어 발톱도 두꺼워지고 발가락 끝이 붉게 되면서 감각이 무뎠는데, 음파기 사용 후 감각은 좀 좋아졌지만 아직 붉은 색은 남아있네요. 시간은 많으니 열심히 해보렵니다. 발톱이 다시 나려면 상당한 시간이 걸리니 기다려야지요.

③

수개월 전부터 알러지 피부염(일종의 뾰루지)이 다리부터 생겨 위쪽으로 서서히 올라오기 시작했습니다. 피부과 치료로 어느 정도 진정되었는데 두 달 전부터는 얼굴에 한두 개 생긴 후 2~3주 지속되다 없어지곤 했습니다. 지난 주에 기기 구입 후 일요일 밤부터 시험삼아 21번 염증, 11번 아토피 프로그램으로 반복 사용했습니다. 월요일 아침에 일어나보니 10~15개가 넘는 뾰루지가 한꺼번에 부풀어 올라 있었습니다. 병원에 갈까 하다 하루 더 사용했더니 화요일 아침엔 뾰루지가 절반으로 줄어들었고 오늘 아침엔 거의 사라지고 없네요. 경과는 더 살펴보겠습니다.

___

④ _____

저의 1차 치유사례 올립니다. 가려움증인데요. 저는 직장암 4기 환자로 간과 전립선에 전이되어 직장을 제거하고 전립선도 제거하고 또 간도 일부 제거하였습니다. 무려 9시간이나 걸린 대수술이었죠. 하나님이 낫게 해 주신다는 믿음으로 수술을 받았죠.

요양병원에서 회복중인데 온몸이 가려워지기 시작했습니다. 발에서 허벅지로, 엉덩이로, 팔로 가려움이 퍼져 밤에 잠을 잘 수가 없었어요. 20번 프로그램 사용 일주일째, 이제는 거의 잡혔어요. 하나님 아버지 감사합니다. 원장님 감사합니다.

원장님, 추가 문의 드립니다. 당뇨병은 어떻게 방법이 없을까요? 같은 병실 환우 중에 당뇨병 때문에 삶을 포기하려고 하는 분이 계세요. 기대합니다. 감사드립니다.

___

⑤ _____

14번 프로그램 외에도 2번과 4번 프로그램을 즐겨 사용하였는데 부수적인 효과가 있었습니다. 머리 두피에 수십 년 전부터 뾰루지 같은 것이 있고 진물이 있었는데 어느새 없어졌으며 목청에 소위 살구씨 증후군이라 하는, 수시로 객담을 긁어내는 증상이 있었는데 어느 틈엔가 목청이 깨끗해졌답니다. 라파357을 개발, 보급하여 국민들의 보건에 크게 기여하신 김대호 박사님의 노고에 경탄과 치하를 드립니다.

---

⑥ ─────────────────────────────────

　저는 비듬이 많았는데 충전 시간을 제외하고 계속 낮에는 22번 프로그램, 밤에는 2번 프로그램으로 사용했습니다. 이제는 손톱으로 긁어서 털어도 비듬이 안 나옵니다.

13

당뇨병 치유사례

①

친구가 사용한 경험 이야기입니다. 2번, 4번을 주로 사용해보니 당뇨와 혈압 수치가 정상수치로 떨어지면서 조절이 된다고 들었는데 개인의 식이요법 및 운동과 관계가 있으니까 참고해보세요. 수치가 떨어진다고 약을 금방 끊기에는 겁이 나서 약은 계속 복용한다고 하네요. 의사와 상의해야겠지요. 코로나 예방 차원에서 외출했다 집에 오면 반드시 1시간 정도 라파357 이용합니다.

온도차에 따른 비염 재채기 콧물 증세는 13번에 맞추면 30분~1시간 경과 후 확실하게 없어져요. 약은 독약이라 했는데 가정 상비용으로 라파357 최고입니다.

②

일단 단백뇨가 좀 줄어든 것 같습니다. 신장 수치는 변화 없고, 4번 프로그램으로 10일차입니다.

14

천포창 치유사례

※ 저자 기술 내용

환자의 온몸에 생긴 천포창 진물은 매일 속옷을 흠뻑 적셨다.

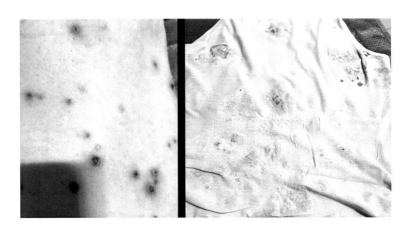

환자는 라파357을 사용하면서 2주 만에 완치되었다.

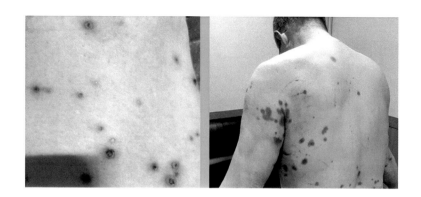

왼쪽은 치유 전 모습이고, 오른쪽은 치유된 모습이다.

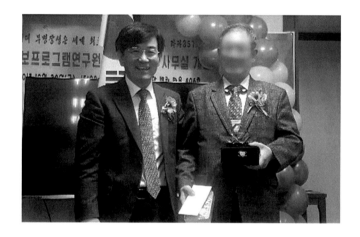

천포창을 이겨낸 환자에게 '인간승리상'을 수여하고, 라파357 1대
와 금일봉을 선물로 드렸다.

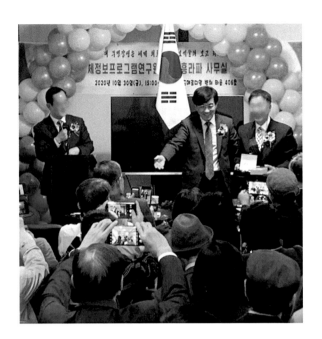

　고통 속에 있던 천포창 환자를 소개한 오구환 마케팅연구소장에
게 '동행상'과 라파357 1대를 선물로 드렸다.

인체를 백신생산 공장으로 만들 수 있다

15

무좀 치유사례

①

좌측 새끼발가락 사이에 무좀이 남아있어서 무좀 치유프로그램을 잠깐 사용했더니 제거되길래 완치된 줄 알고 있었는데, 오늘 우측 새끼발가락을 자세히 보니 좌측과 같이 남아있었네요. 다시 무좀 치유프로그램 사용하고 경과 보고드리겠습니다.

②

3일 동안 하루에 10여 시간씩 발목 위에 5번 프로그램으로 차고 있었더니 이젠 거의 치유된 것 같습니다.

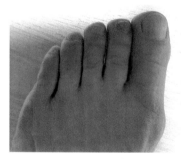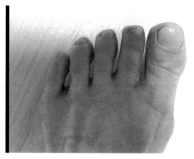

첫 번째 사진은 3일 전의 발톱 사진이고
두 번째 사진은 라파357 사용 2일째인 오늘 낮 12시에 찍은 발톱 사진입니다

감사합니다. 사랑합니다. 축복합니다.

---

③ ───────────────────────────

　발톱 무좀이 있는데 피부과에서 처방을 받아 약 4개월 정도 약을 복용하고 새로운 발톱이 다 자라 의사의 완치판정 후 약 복용을 중단했습니다. 얼마 후 발바닥 각질과 발톱 무좀이 재발하여 빠른 속도로 퍼져나가기 시작했습니다. 그래서 다시 병원에서 처방을 받고 약을 복용하여 재차 완치되었습니다.

　그러나 다시 재발하였고 손, 발바닥 각질은 물론 손톱 무좀으로까지 확대되었습니다. 30여 년을 무좀과 싸워 오고 있습니다.

　김대호 원장 출연하는 김홍광TV를 보게 되었고, 회원이 되어 8월 28일 첫 모임에 참석하여 몸소 체험을 했습니다. 라파357을 9월 1일부터 9월 25일까지 사용한 결과 손과 발바닥 각질 무좀은 완치되었습니다. 손톱 무좀은 약간의 변화가 감지될 정도지만 확실히 호전되고 있습니다. 손, 발톱 무좀 치료에는 많은 시간이 필요합니다.

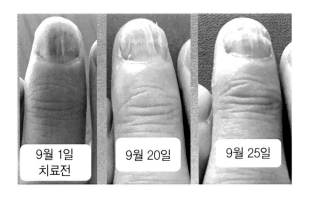

9월 1일
치료전　　9월 20일　　9월 25일

5번 무좀 치유프로그램으로 충전 시간을 제외하고는 계속 사용하고 있습니다. 지긋지긋한 무좀에서 해방될 그 날을 고대합니다.

손톱 무좀 2개월 치료 결과, 아래 사진과 같이 새로운 손톱이 잘 자라고 있는 것을 확인할 수 있습니다. 30여 년간 약을 복용하면서도 치료하지 못했던 손톱 무좀이 치료되는 놀라운 결과를 체험하면서 김대호 원장님에게 진심으로 감사드립니다. 앞으로 1개월 후에는 완치될 것으로 판단되며 완치 후 치료 결과 보고하겠습니다. 회원님들의 좋은 치료결과와 많은 체험이 있기를 기원합니다.

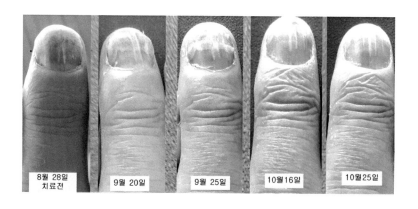

라파357 사용만으로 손톱 무좀이 사진과 같이 뚜렷하게 치료되고 있으나 완치까지는 좀 더 시일이 필요할 것 같습니다. 처음 2개월은 5번 프로그램만을, 그 이후에는 낮에 5번, 밤에 2번을 번갈아 사용하고 있습니다.

라파357로 손, 발톱 무좀이 치료된다는 놀라운 사실을 몸소 체험하면서 김대호 원장님에게 감사한 마음 전하며 코로나 의병대원님들의 많은 치유 결과가 있기를 기원하겠습니다.

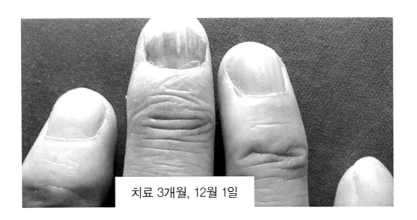

치료 3개월, 12월 1일

④

　지난 토요일부터 무좀 치료 시작해서 오늘 거짓말처럼 깨끗이 나았습니다. 감사합니다. 김 박사님.

⑤

　3년 동안 백병원에서 치료받던 손톱 건선이 라파357 5번 무좀 치유 프로그램 하루 10시간씩 1주 정도 사용했더니 많이 좋아졌어요.

⑥

　사십 년 된 발톱 무좀이 사라지고 있습니다. 김대호 원장님의 발명품이 기적을 만드네요.

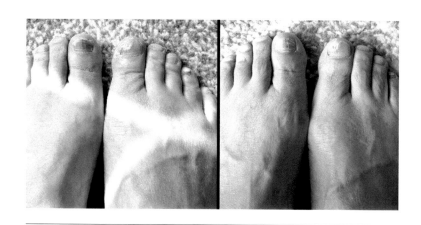

⑦

저는 만성 신장병으로 투석 직전 상태입니다. 아마도 극도의 면역력 저하 때문인지 깨끗하던 양쪽 발에 심한 무좀과 각질탈락 현상이 발생하여 아내로부터 '당신이 다니는 곳마다 비듬 조각이 떨어져 그것 치우는 데 애먹는다'라고 늘 핀잔을 들었습니다. 며칠 전에 라파357을 만나 5일간 5번 무좀 치유 프로그램으로 매일 10여 시간씩 사용하고, 4번 혈액순환 개선 프로그램으로 2~3시간씩 사용하였더니 언뜻 보기에는 멀쩡해진 것 같지만 완치를 위하여 계속 노력하고 있습니다.

⑧

발톱 무좀으로 수십 년간 고생하는 사람으로서 눈에 결막염도 있어서 늘 안과에서 안약으로 치료하는데, 보름 정도 안약을 넣어야 효과를 보는 편입니다. 그런데 라파357로 발톱 무좀 치료를 했는데 안약이 필요없을 정도로 눈까지 좋아졌습니다. 발톱 무좀 치료에 눈 결막염 치료까지 효과를 보게 되어 체험사례를 올립니다.

─────────────────────────────────────

⑨ ──────────────────────────────────

감기 초기 증세에는 백 퍼센트 효과가 있는 것을 자주 체험했고, 발톱 무좀에도 효과가 있습니다. 아직 완치를 눈으로 확인하려면 한두 달 더 사용해야 될 것 같습니다. 이제 사용 두 달 되었습니다. 음파기 테스트 전 사진과 현재 사진을 올리겠습니다.

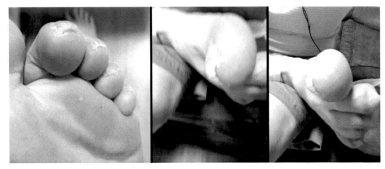
음파기 테스트 전, 9월 2일

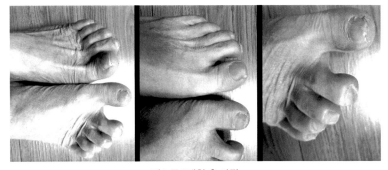
테스트 2개월 후 사진

인체를 백신생산 공장으로 만들 수 있다

많이 좋아진 것 같은데 아직 덜 자라서, 한 달쯤 뒤에 속이 다 자라면 다시 올리겠습니다.

⑩

라파357 착용 한 달째입니다. 발에 무좀이 있고 발톱이 시커멨는데, 검버섯이 깨끗이 사라지고 피부도 많이 맑아졌어요. 너무도 신기하고 좋아서 오늘 사무실 가서 하나 더 구매하였어요. 이렇게 좋은 치유 기기 만들어주신 김대호 박사님과 김홍광 박사님께 다시 한 번 감사의 인사를 드립니다. 많이 치유된 제 발 사진을 민망함을 무릅쓰고 올려봅니다.

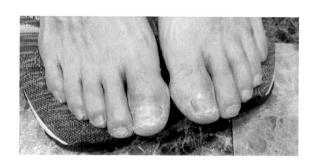

⑪

런닝셔츠에 배 부분에 꽂아서 쓰시면 좋아요. 아토피와 무좀은 다 사라졌습니다. 감사합니다. 열심히들 해 보세요. 파이팅!

　무좀 치유 사례 공유합니다. 아쉽게도 치유 시작 전 사진을 찍지 못했네요. 아래는 2개월 정도 사용했을 때의 사진입니다.

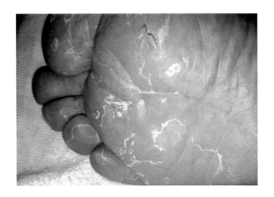

　발바닥의 껍질이 벗겨지기 시작하네요. 40년 넘은 무좀이라 심하게 가려워서 고생이 심했는데 심한 가려움증은 거의 사라지고 가끔씩 살짝 가려운 정도입니다. 완치에는 좀 더 시간이 걸리는 것 같습니다. 저는 라파357 두 대로 24시간 쓰고 있으며 등산벨트를 이용하여 복부에 차고 있습니다. 처음에는 라파357이 몸에 닿는 부위가 다 가려웠지만 이제는 한 부위에 계속 사용해도 전혀 가려움증이 없는 것을 보니 숫자 버튼과 가려움증은 별로 관련이 없는 듯하네요. 나중에 완치되면 다시 사진을 올리겠습니다.

16

피부종양 치유사례

　라파357을 발명하신 김대호 박사님께 진심으로 감사 인사를 드립니다. 라파357 3개월 사용 후 제 목 옆 검은 점이 사라지기 시작했습니다.

　처음엔 목의 검은 점이 조그만 구슬 같았습니다. 향후 2~3개월 후면 완전히 사라질 것 같습니다. 라파357 회원님들께서는 아래의 사진을 참고하십시오.

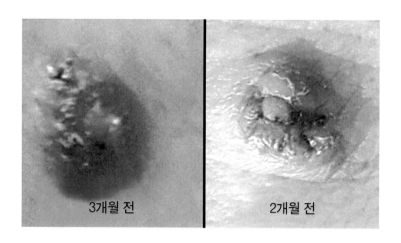

3개월 전　　　　2개월 전

하루에 19시간 사용했습니다(5시간은 충전). 낮에는 2, 3, 4번 프로그램으로 사용하였고, 취침 시간에는 14번 프로그램으로 사용했습니다.

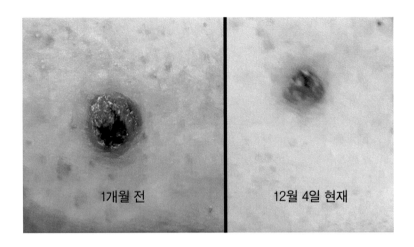

1개월 전 · 12월 4일 현재

인체를 백신생산 공장으로 만들 수 있다

17

노화방지 사례

① ───────────────────────

　대박입니다. 라파357 사용 2개월여 되었습니다. 내 나이 70, 온통 머리가 백발이고 머리카락이 뿌리부터 하얗게 시작해서 올라왔는데 이제는 모근이 까맣게 솟아나옵니다. 참고로 노화 예방 프로그램 두어 번 사용했습니다. 지금은 특정 질병이 없으면 2번 고정으로 사용합니다. 늙은 사람도 야호 소리가 나오네요. 감사합니다.

② ───────────────────────

　앞머리가 빠진 대머리입니다. 나이는 70세입니다. 쭉 염색을 해오다 염색 부작용으로 염색 중단한 지 오래입니다. 저는 라파357 홍보요원도 아니고 라파357 측에 개선할 점 등 쓴 소리도 하는 사람입니다. 사진 올려봅니다.

　어느날 머리 뿌리 부분이 검어져 대수롭지 않게 여겼는데, 어제 아침 집사람이 '까만 머리가 올라오네'라고 하여 거울을 보니 모근 부분이 검어졌더군요.

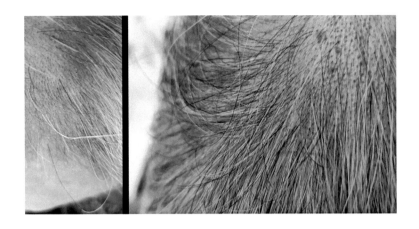

　온통 백발이어서 검은 부분이 보이지 않았죠. 저도 아직 반신반의하며 계속 라파 2번 프로그램을 사용하고 있습니다.

　젊은 세대들에게 이런 것이 있다고 하면 '에이, 그거 사기입니다'라는 말이 돌아옵니다. 미사용자들은 아직 신뢰하지 않고 '사기다'라고 부정적인 말부터 돌아오네요. 당연하다고 생각합니다. 사용하면서도 믿기지 않고, 지금까지 의학계에서도 관련 세미나가 있었다는 보도 한 줄 보지 못한 제품이니까요. 그래서 사용기를 적습니다. 저는 젊어서부터 머리가 조금만 자라면 가렵고 비듬 때문에 신경이 쓰여서 마음고생을 하고 살아왔습니다. 이발소에 가면 두피에 대한 공부를 했답시고 자기가 일본 등지에서 세미나에 참석하여 논문을 발표 하였다는 둥 하면서 비듬과 가려움증의 원인을 보여 준다고 내시경 같은 정밀 카메라를 머리에 대고 누르면 피지가 밀려 올라오는 것을 보여 주기도 했습니다. 그러면서 샴푸나 치료용 로션 등을 권하기도 했습니다. 그때마다 실증은 확인했지만 신뢰가 가지 않아서 한쪽 귀로만 듣고 넘겼습니다. 솟아나온 그 액체가 두피에 퍼져 마르면 그것이 소위 말하는 비듬으로 여겼습니다. 그렇게 되면 무척 가렵고 피가 나도록 긁어도 가려움이 사라지지 않습니다. 매일 머리를 감으면 가려움이 좀 덜한 편이었습니다. 지금 이 나이에도 그 고통은 사라지지 않고 내 몸엔 온통 하얀 비듬이 안 보이는 날이 없었습니다. 심하게 말하면 머리만 흔들어도 떨어집니다. 어깨에 하얗게 내려앉고요. 머리를 감은 직후에도 말린 다음 털어보면 또 떨어집니다. 고통이죠. 포기하고 여태 지내왔습니다. 라파357에는 그런 증세를 치유하는 프로그램은 없죠. 그런데 감기 치유 등 다른 질병 치유 프로그램으로 사용했을 뿐인데 어느새 머리, 몸, 그리고 사용하는 의자 주변에 그 하얀 놈이 안 보이다시피 되었습니다. 이상하다 하고 집사람한테 내 머리 속을 좀 살피라고 했습니다. 가려울 때의 붉은 피부가 아니고, 하얀 비듬도 없다고 하네요, 다른 질병 세팅으로도 이 고질적이던 두피 문제가 해결된다는 것이 도저히 납득이 가지 않는 혼란에 빠졌네요. 김대호 박사님도 모르셨을 현상이라 또 한 가지 연구 소재가 아닐까 합니다. 라파357은 계속 저의 호기심을 유발시키는 제품입니다.

③

아침에 세수도 안 했는데 화장했는가 묻고, 아파 죽겠는데 환자 피부 같지 않다고 하고, 올해 나이 60이라고 하면 '헐?' 합니다. 몸이 아프니까 이런 반응들도 모두 귀찮아했는데… 작년 초보다 올해 피부가 좋아졌다는 말을 무수히 들으면서도 그러려니 했는데… 이제 보니 두 달 동안 라파357을 열심히 사용한 결과라는 것을 며칠 전에야 알게 되었습니다.

셀카라는 것도 찍어본 일이 없지만 엘리베이터에서 우리 집이 있는 12층까지 올라가며 많이 찍었습니다. 피부가 좋아지고 심지어 주름도 많이 없어진 것을 요즘에야 알게 되었습니다.

화장도 일 년에 몇 번 하지 않는 저에게 요즘 입원실 아가씨들과 아줌마들이 피부가 너무 좋다는 소리를 하니 기분이 은근히 좋네요. 그분들은 남남북녀라 그런가 하는데… 얼만큼 곧이들을지 모르지만 내 이제는 라파357을 홍보할 때가 온 것 같습니다. 현실적으로 내가 많이 아픈 사람 같지 않게 피부가 좋아진 것이 가장 큰 증명이겠죠.

④ ─────────────────────────────

우측 눈 밑, 좌측 발바닥 주름 95% 없어지고 목 주름도 많이 옅어졌어요. 낮에는 22번 이명 프로그램 사용하고 가끔 17번 뇌건강, 저녁에는 2번 노화방지, 스트레스받을 때는 3번 행복 프로그램, 기미, 주근깨, 주름 관리로 1번 프로그램 사용합니다.

요플레 반 먹고 남은 반에 사과식초, 베이킹소다, 밀가루 적당량 섞어서 얼굴에 바릅니다. 마르면 세안하고 바세린 조금 녹여 계란 흰자 거품 내서 섞어 얼굴 목에 바르고 20분 후 세안합니다. 그 다음 계란 노른자에 생 참기름, 들기름 섞어 바르고 20~30분 후에 스팀 타올 후 세안합니다. 또 꿀과 김을 섞어 바르고 20~30분 후 세안, 바세린과 사과식초 섞어 바른 후 세안, 여름에는 알로에팩이나 자연팩 사용합니다.

4번 혈액순환과 14번 전립선 프로그램을 사용하고 있습니다. 2가지 다 효과를 보고 있습니다. 50년 동안 우측으로만 누워서 우측 눈 밑에 주름이 많았어요. 이제 주름이 거의 없어졌어요. 목 주름도 사진 찍어 보관 중입니다. 나중에 보내겠습니다. 일단 젊어져야 믿지요.

여성들 발뒤꿈치 로션 안 발라도 매끈해져요. 목에 난 쥐젖도 완전하게 없어진 것은 아니지만 저절로 없어지고요. 피부 검버섯 색깔이 흐려졌어요. 코로나 때문에 마스크 써서 햇빛 차단돼서 그런지 모르겠지만 좌우지간 2번, 4번 프로그램 애용합니다.

흰머리가 검은색으로 변하는 것은 지켜보고 있는데 끈기가 필요한 것이라서 염색 갈등은 있습니다.

전 항상 3번 프로그램에 놓고 사용하는데 화가 안 나고 스트레스를 안 받습니다. 그리고 밤중에 깨지 않고 5시 이후에 일어납니다. 원리를 정말 알고 싶네요.

3번은 행복, 정력증진이라고 알고 있어요. 그러니 생체 주파는 여러 곳에 영향을 미치는 것이 아닌가 생각이 들어요. 그러니 해당 프로그램이 없는데도 각종 병에 다 효과 있다는 여러 사람 글이 올라오죠.

올해 71세, 아침에 일어날 땐 다리에서 뿌드득 소리가 나며 한 번에 못 일어났는데 그것도 싹 가셨습니다. 신기합니다.

---

⑧

저는 두피가 지루성 피부여서 젊어서부터 비듬과 가려움으로 고통스러웠는데 어느새 그것들이 사라졌어요. 머리만 흔들어도 허옇게 떨어져 어깨에 쌓였는데 지금은 가려움도 없고 그것들이 없어졌네요.

---

⑨

라파357을 사용하면서 알게 된 신체 변화를 다른 분들과 함께 공유하고 싶은 생각이 들어 적어봅니다. 2020년 9월 10일, 예기치 않게 코로나에 의한 자가격리를 하게 되었습니다. 교회 출석을 못 하게 되어 목사님과 사모님께 전화를 드려 "코로나 확진자가 오전에 다녀갔던 사무실을 오후에 방문했는데 강남구보건소에서 연락이 왔다. 자가격리하라고 지시하기에 부득이 나의 사무실에서 혼자 자가격리하게 되었다"고 말씀드렸습니다. 사모님 말씀이 염려하지 말라고 하시면서 라파357을 택배로 보내 주었습니다. 이 기기를 받아보고 '과연 코로나를 이러한 기기로 치료할 수 있을까?'라는 생각이 들었으나 실행해보기로 하였습니다. 코로나 치료와 예방, 감기, 혈액순환, 뇌경색, 무좀 등등 음파를 이용한 치료가 된다고 설명서에서 읽었습니다. 설명서 지시대로 1번 코로나 예방 및 치료에 고정시키고 쉬지 않고 사용하였습니다. 10일 후 보건소에서 검사를 받았고 음성 판정이 나왔습니다. 코로나에 대한 불안은 일체 종료되었습니다.

나는 15년 전에 뇌경색 초기증상이 거쳐갔던 병력이 있어 머리에 모자를 쓰고 있지 않아도 늘 모자를 쓰고 다니는 무거운 느낌이 있었습니다. 이러한 증상이 이따금 나를 괴롭혔습니다. 그리하여 라파357을 17번 뇌경색 치료에 두고 상태를 살펴보았습니다. 더러는 혈액순환개선에 놓고 사용하기도 했습니다. 그런데 두어 달 정도 되었을까? 머리가 무거운 증세가 점차 사라져가고 지금은 머리가 가볍게 되었습니다. 그러던 중 머리를 손질하려고 단골 미용실을 방문하였습니다. 미용사분이 머리를 손질하던 중, "어머, 검은 머리가 올라오고 있어요" 하면서 놀라는 모습이었습니다. 거울로 머리를 보았더니 이마 윗부분에 모두 흰머리뿐이었는데 검은 머리들이 살며시 올라오고 있었습니다. 내가 다시 회춘하는가 싶은 생각이 들었습니다. 신기해서 거울을 보고 또 보고 하였습니다. 일찍 백발이 되는 유전자를 부모로부터 물려받아 그런지 사십이 조금 넘어서부터 흰머리가 나오기 시작했습니다. 나이 오십이 넘어서는 아예 백발이 되었습니다. 염색은 하지 않고 자연 상태 그대로 내버려두고 이십여 년을 지냈습니다. 그 이후에도 두어 번 미용실에 갔는데 갈 때마다 머리손질을 해주며 미용사가 계속 놀라움을 표합니다. "축하합니다" 기분 좋은 말입니다. 덕분에 내 마음도 젊어지고 있습니다. 삶에 대한 자신감이 더욱 높아지고 있습니다. 많은 이웃 지인들과 함께 나누고 싶어 라파357을 10개 이상 더 구입하여 나눠주었습니다. 모두 놀라운 효과가 있기를 기대해봅니다. 하나님께 영광을 돌리며 김대호 원장님, 김홍광 대표님과 함께 라파357을 만나 사용하는 모든 분들도 주님께서 치료해 주시리라 믿습니다.

네가 큰일을 행하겠고 반드시 승리를 얻으리라 하신 주님의 말씀이 원장님과 대표님에게 임하시길 기원합니다.

왼쪽 사진은 2019년에 딸과 함께 찍은 사진이고 오른쪽 사진들은 2021년 1월 11일 오늘의 모습입니다.

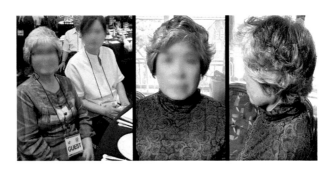

⑩ ————————————————————————

탈모 치유에도 최고입니다. 사용 네 달만에 머리숱이 이렇게 풍성해졌습니다.

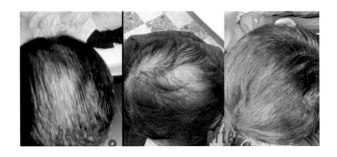

인체를 백신생산 공장으로 만들 수 있다

18

아토피 치유사례

①

저는 처음 라파357이 김홍광TV에 방영되면서부터 관심을 갖고 남편과 함께 주문해서 지금까지 사용하고 있는 사람입니다.

남편은 오래 전부터 가을, 겨울이면 온몸에 아토피가 심해 긁고 또 긁어 피딱지로 고생을 심하게 했습니다. 그러나 지금은 1% 정도만 남고 깨끗하게 치유되었습니다. 또한 발에 무좀도 심했었는데 1% 정도만 남았구요. 참고로 머리도 많이 빠졌는데 이제 조금씩 자라고 있습니다.

저는 가을이 되면서 발뒤꿈치가 건조하여 각질이 심해져 갈라지기까지 하는데 지금은 매끈합니다. 아마도 혈액순환이 잘 되어 그런가 합니다.

또한 알레르기 비염도 심해서 지금 라파357로 치료하는 중이며 좋아지고 있습니다. 김대호 박사님! 20여 년을 연구하시어 가벼운 질환에서부터 생명의 위험을 느끼는 질환까지 각종 질환으로 고생하시는 분들에게 많은 도움을 주서서 진심으로 감사드립니다!

또 김홍광 박사님의 유튜브 채널이 아니었으면 우리가 아직도 라파357을 못 만났을지도 모릅니다. 감사드립니다!

저희 교회에 초등학교 6학년 학생이 있는데요, 아토피 때문에 어려서부터 많이 힘들어했습니다. 잠잘 때 무의식적으로 손목을 긁어서 항상 갈라지고 피를 흘리곤 했습니다. 그래서 제가 라파357 11번 아토피 치유로 놓고 한번 해보라고 했습니다. 그랬더니 한 주는 대충 1시간 정도만 사용을 했고 둘째 주부터는 조금 더 많은 시간을 사용해보라고 했더니 두 번째 주는 더 좋아졌구요, 셋째 주에는 갈라졌던 손목이 깨끗하게 치유되는 사례가 있었습니다. 그 치유를 보고 하나님께 감사하라고 학생에게 말을 전하면서 원장님을 통하여 치유 기기를 만들게 하신 하나님께 감사드립니다.

저는 약 4년 전부터 아토피인지는 모르겠지만 허벅지 아래가 가렵고 따가워서 긁게 되면 피가 날 때까지 긁어서 두드러기처럼 부풀고 힘들었는데 라파357 착용하고 자고 일어나면 감쪽같이 치유가 됩니다. 우리 코로나 의병님들이 많은 체험을 통해서 라파357이 전 세계적으로 전파되어 질병에 고통받는 이들에게 희망이 되고 김대호 원장님의 희생과 연구 노력을 통한 행복한 삶을 우리 모두 함께 누리길 바랍니다. 감사합니다.

19

불면증 치유사례

① ────────────────

　1주일쯤 사용 중인데 2번으로 놓고 취침합니다. 확실히 깊이 잠들 수 있고 잠을 조금만 자도 아침에 한결 몸이 가볍습니다. 한편 룸메이트도 라파357을 같이 사용하는데, 평소 불면증이 조금 있어서 새벽에 겨우 잠듭니다. 잠을 제대로 자지 못해 늘 컨디션이 엉망입니다. 라파357을 사용하고부터는 조금 일찍 잠들고 아침 출근 시간까지 세상모르고 깊이 숙면을 취합니다. 평소 잠이 부족했던 모습을 옆에서 지켜보았기에 가능하면 조금이라도 더 잘 수 있도록 출근 시간에 늦지 않는 한 깨우지 않습니다.

② ────────────────

　30년간 불면증과 다리 저림이 함께 있었는데요, 약을 먹지 않으면 잠을 잘 수가 없었습니다. 지긋지긋한 고생으로부터 벗어나 약을 끊는 게 소원이었는데, 김대호 박사님께서 개발하신 기기 일주일 째 사용 중입니다. 처음 2일간은 조심스럽게 약을 반으로 줄여서 먹었는데, 중간에 화장실 다녀와서 누워도 어느새 잠들어 버림니다. 지금은 약을 완전히 끊고 잘 자고 있네요. 고립무언, 진퇴양난의 삶 속에서 힘겹게 싸워왔지만, 해방시켜 주심에 감사드립니다. 김 박사님 행복하십시오.

---

③

불면증 치료하면서 처음 4일 동안 샤워할 때와 충전할 때 빼곤 온종일 사용했는데, 다소 피곤하고 명현현상 같은 증세가 있더라고요. 그런데 지금은 불면증이 완화되어서 낮에는 사용하지 않고 저녁 시간부터 사용하고 있습니다. 그러니까 부작용도 없고요. 자신에게 맞는 방식으로 조절하면서 사용하시면 좋을 것 같아요.

---

④

저의 지인은 불면증에 시달렸는데 요즘 잘 잔다 합니다. 팔목과 발목에 번갈아서 사용해본다고 합니다. 잘 땐 수면 양말에 넣고 슬쩍 약하게 묶어주면 도망가지 않는다고 합니다.

---

⑤

저는 호주에 있는 오빠로부터 김대호 박사님 유튜브를 소개받았습니다. 밤에 온 몸이 아파 주무시지 못하는 엄마가 쓰시게 되었답니다. 밤에도 수시로 엄마를 돌봐야 하는 저도 불면증을 항상 달고 다녀 몸은 건강하지만 늘 피곤하였죠. 엄마가 라파357을 쓰고부터 잠을 잘 주무서서 저도 쓰게 되었답니다. 엄마도 저도 잠을 푹 자게 되니 피곤하지가 않았습니다. 3~4일 정도는 평소보다 더 피곤한 증상도 있었지만요. 건강한 체질이지만 몸이 더 가벼워지는 것을 느끼고 있습니다. 더욱 신임을 하며 주변에 소개를 하게 되었습니다. 이렇게 좋은 기기를 개발해주신 박사님께 감사드립니다. 고맙습니다.

⑥

라파357 사용한 지 일주일 정도 됐습니다. 만성피로와 불면증으로 많은 시간 시달렸었는데, 피로감도 감소되고 불면증도 사라져서 요즘은 몸도 가볍고 삶이 편안해졌습니다.

⑦

저도 라파357을 쓰면서 돌침대에서 자는데, 처음에 며칠은 켰다 켰다, 음파기를 찼다 안 찼다 하면서 애쓰다가 결국 라파357이 초장파를 이긴다고 개인적으로 생각하고, 이제는 초장파가 있든 없든 라파357만 사용하면 편안히 잘 잡니다.

근데 제가 이 사례를 미리 올리지 못하는 것은, 수면제를 아직 먹고 있기 때문입니다. 라파357 덕분에 수면제 절반으로 줄였지만 완전히 끊지는 못해도 최소한으로 줄였다 생각될 때 이 사례를 올리려 했습니다. 똑같은 사례자가 있어서 겸사겸사 라파357로 인해 수면제를 절반으로 줄여도 잠을 잘 자고 있다는 것까지 알리게 됩니다.

20

기관지, 천식 치유사례

① ─────────────────────

　이것만큼은 확실하네요. 저는 담배를 많이 피운 탓인지 호흡기 질환인 천식이 있어 날씨가 차가울 때면 쌕쌕 소리를 냅니다. 겨울철에만요. 잠잘 때 방 안 온도가 내려가면 목이 가려우면서 기침을 하게 돼요. 이 기침이 쉬이 멈추질 않습니다. 결국 양치를 하고 그 치약 물로 가글을 해서 목 깊이 넘겨 씻어내면 멈추죠. 여태 그 방법으로 지내오다가 이제 그렇게 기침이 나면 시험삼아 라파357을 착용합니다. 감기 프로그램에 맞추고요. 그러면 신기하게도 남은 수면 시간을 편안하게 채우고 일어나게 되네요. 아직도 시험 중입니다.

─────────────────────

② ─────────────────────

　어제 처음으로 천식 프로그램 23번에 놓고 저녁에 잠을 자려고 했습니다. 제가 평소에는 누우면 10분도 안 되어 잠들어 버립니다. 그런데 어제 저녁에는 한숨도 자지 못했습니다. 평소 천식 약을 먹고 잠을 잡니다. 그래야만 쌕쌕하는 소리가 나지 않고 잠을 잘 잘 수 있습니다. 어제 저녁에 라파357을 장착하고 4시간 정도 지나니

까 쌕쌕하는 소리가 점점 작아지더니 거의 들리지 않게 되었어요. 현재 12시간 정도 되었는데 쌕쌕하는 소리는 없으나 아직 가슴이 답답한 상태입니다. 좀 더 사용하며 치료를 해보도록 하겠습니다.

③

10여년 전 심한 감기로 인해 목에 이상이 생긴 것을 오랫동안 방치했다가 최근에는 자고 나면 뱉어낼 수도 없이 가래가 차서 고통스러웠습니다. 10년 동안 좋아하는 노래도 부를 수가 없어서 아예 노래부르기를 포기할 정도였습니다. 최근에는 말하기도 어려워지니 불편한 것이 한두 가지가 아니었습니다. 병원에도 여러 번 다녀봤지만 차도가 없었습니다. 명절 일주일 전에 지인으로부터 라파357을 선물받고 우선 목을 집중적으로 치료했습니다. 10일 정도 후 아침에 깨어 보니 목이 개운하게 뚫려 있어 너무 놀랐습니다. 저에게는 기적 같은 일이 일어난 것이죠. 저도 주변의 아픈 사람들에게 전해서 모두가 건강한 사회를 만들고 싶습니다. 김홍광 대표님, 김대호 원장님께 진심으로 감사드립니다.

21

이명 치유사례

①

저는 대학병원에서 못 고친 이명증 메니에르병이 있어서 4번 혈액순환 프로그램에 놓고 7일 정도 하고 있어요. 몸살감기도 있어서 모자 속에 넣고 사용했는데, 목이 뚫리고 머리가 시원해지는 것을 느꼈습니다. 보청기 착용 중인데 소리가 조금은 잘 들려서 폰 음량을 줄였어요. 저녁에 수도 없이 화장실에 가고 소변이 처음부터 잘 안 나오고 찔끔찔끔 나왔는데 화장실 가는 횟수도 줄고 소변도 잘 나오는 편이고 잠도 잘 옵니다.

오늘은 부평에서 친여동생과 친구들이 와서 보청기 없이 대화했고, 운전하면서 소리가 웬만큼 들려서 운전하는 데 문제가 없었습니다. 만 5년 동안 이명증 메니에르병으로 고통받았어요. 사회생활이 힘들었지요. 사고도 많이 나서 보험 가입도 거절당한 바 있어요.

아직 머리에서 소리는 많이 나지만 듣는 기능이 확실히 좋아졌어요. 청각 5급 장애인데 전북대 교수가 고치기 힘들다고 했습니다. 주사도 수없이 맞았고, 여기저기 병원 많이 다니고 좋다는 건강식품도 수천만 원 어치 먹고요.

스트레스를 받으면 힘들고 극단적 생각까지 들 때도 있었어요. 직장서 해고까지 당하기도 했어요. 라파357 사용 후 조금씩 나아짐을 느낍니다. 두통, 어지럼증도 지금은 없고요.

긍정적 사고, 원장님의 연구와 수고로 모두 건강을 되찾기를 바랍니다.

---

② ———————————————————————

어제는 라파357을 착용하지 않고 취침하였고 저는 돌침대를 사용하는데 돌침대에 초장파 기능이 있어 초장파를 켜고 취침을 하였어요. 초장파를 켜는 이유는 잠을 잘 자기 위해서였어요. 라파357 사용 후에는 초장파를 잘 켜지 않았는데 어제는 초장파를 켜고 잠자리에 들었습니다. 새벽에 오른쪽 귀에서 이명이 들려서 깜짝 놀라 잠에서 깨었고 급히 라파357 2번을 실행했어요. 현재 1시간 정도 지났는데 귀의 이명 소리가 나아진 것 같습니다. 그런데 왜 이런 현상이 일어나는지 궁금해서 연락드려봅니다. 돌침대 초장파와 라파357의 생체파동과 무슨 관계가 있는지 궁금하여 문의드립니다. 이명 소리는 라파357 2번 착용 후 1시간 30분 만에 없어졌어요.

ㄴ [저자 회신] 이명은 생체리듬이 무너지며 왜곡된 정보에 의한 오작동이라 할 수 있습니다. 그런데 2번 생체리듬 회복 프로그램 사용으로 회복되셨다 하니 정말 다행입니다.

22

장 치유사례

① ─────────────────────────────────────

　이틀 전 딸 내외와 뒤뜰에서 숯불갈비 파티를 했습니다. 그날 밤 새벽 2시 30분쯤에 딸이 저를 깨우길래 보니 1시간 전부터 토를 하고 배가 아프다가 이제 등까지 아프다고 난리가 났습니다. 손발이 창백하고 병원에 가다가 곧 어떻게 될 것 같이 심각한 상황이었습니다. 그때 제가 라파357 6번(식중독 치유프로그램)을 얼른 채워주었습니다. 그런데 정확히 1분 30초만에 가쁘게 몰아쉬던 숨이 잦아들더니 창백했던 얼굴에 분홍빛이 돌면서 손까지 따뜻해졌습니다. 기적 체험을 했습니다. 어떻게 2분 안에 이런 거짓말 같은 일이 있을까요? 지금도 믿어지지 않습니다. 박사님께 너무나 고맙고 감사합니다.

─────────────────────────────────────

② ─────────────────────────────────────

　95세 시부께서 설사병이 나서 계속 화장실을 가셨습니다. 지금까지는 15번 폐건강 프로그램만 사용하다가, 7번 설사 프로그램으로 바꿔 사용하면서 지사제 하나 드시니 금방 나으셨습니다. 본인도 신기하다고 하셨습니다.

─────────────────────────────────────

23

변비 치유사례

① ─────────────────────────────

3일간 2번 노화 방지에 설정하고 사용했는데, 3일 만인 토요일 아침부터 그동안 저를 괴롭혔던 변비가 해결된 것 같습니다.

16일 저녁부터 착용했는데 19일 아침을 너무 행복하고 시원하게 맞았습니다. 김 원장님 덕분에 한 가지를 해결한 것 같습니다. 앞으로도 계속 사용하면서 새로운 기쁨을 느낄 수 있을 것으로 확신합니다.

② ─────────────────────────────

저는 밤에 잘 때 2번에 놓고 벨트를 하고 배꼽에 끼워 사용한 지 일주일 정도 됐습니다. 아랫배가 차고 변비가 있었는데 변비가 개선되었고, 아랫배가 따뜻해졌고, 뱃살이 들어가네요. 이 음파기를 알게 되어 너무 감사합니다.

24

기타 치유사례

①

음식만 먹으면 속이 항상 불편했어요. 어제 팔에 12시간 동안 차 보았는데, 오늘부터 불편함이 없어졌습니다.

②

다리 저리는 증상도 해결됐습니다.
회원님들 모두 병 다 낫고 행복하시길 빌겠습니다.

③

오늘 대장내시경을 해서 4시에 약을 먹었는데, 너무 속이 힘들어서 기기를 사용했더니 바로 편안해지더라고요. 어제 저녁 7시에도 먹었는데 기기를 착용하고 먹어서인지 효과가 분명히 있는 것 같습니다. 새벽에 일부러 문을 열어두었는데도 다리가 시리지 않습니다.

저는 몸이 많이 지쳐 힘들었는데 라파357 덕분에 도움을 많이 받고 있습니다. 몸이 너무 가라앉아 힘들어서 슬프게 울 때도 많았는데, 지금은 힘들고 가라앉을 때도 있지만 슬플 정도까지는 아니라서 항상 김대호 박사님에게 감사하고 있습니다. 잠도 단잠을 자니 좋습니다. 그리고 흰머리가 나오는 속도도 예전에 비해 적게 나오고 늦게 나옵니다. 희망사항이 있다면 살이 빠지는 균까지 생성되어 다이어트 효과가 있기를 바라봅니다. 혁신적인 발명을 하셔서 저의 건강을 지켜주시는 김대호 박사님 복 많이 받으세요.

저는 미국에 살고 있습니다. 며칠 전 제 사촌언니가 라파357을 보내 주셨어요. 받자마자 사용했는데 2시간 후 맑은 콧물이 나오더군요. 신기했어요. 저는 Sinus Infection이 있어서 항상 조심하고, 조금만 방치하면 기관지염으로 발전하고 몸이 약할 때면 폐렴까지 가요.

저는 다발성 골수암으로 5년간 투병하고 있어요. 근래에는 신장이 약해져서 허리가 아픕니다. 의사는 항암치료를 해야 한다고 했지만, 오 년 전에 항암치료를 하면서 거의 죽을 뻔 했거든요. 그때 하나님이 살려 주셨습니다. 그래서 항암치료를 안 하고 있습니다. 신장투석을 안 하려고 제가 할 수 있는 것은 다 하고 있어요. 음식도 가려먹고 있어요.

사촌언니의 정성과 기도로 박사님께 부탁하여 신장치료 번호를 받자마자 제게 보내 주셨어요. 첫날은 몸이 안 좋아서 교회도 못 가고 잠만 잤기에 잘 자기 위해서 2번에 놓고 잤어요. 신기하게도 잠을 잘 잤어요. 라파357을 안 착용했는데도 하루 종일 컨디션이 좋았어요.

남편이 하고 싶어하기에 라파357 받은 다음 날엔 하루종일 남편이 사용했고, 저는 잘 때 24번 신장 치유에 놓고 잤어요. 3일째 되는 오늘 아침 일어났는데, 소변에 거품이 없고 허리가 안 아파요. 믿어지지 않아서 몇 번 굽혀봤어요. 안 아파요.

오늘 아침 일어나자마자 읽은 말씀이 역대지상 16:8, 9입니다.

'너희는 주님께 감사하면서, 그의 이름을 불러라. 그가 하신 일을 만민에게 알려라. 그에게 노래하면서, 그를 찬양하면서, 그가 이루신 놀라운 일들을 전하여라.'

박사님을 통해 라파357을 만들게 해주신 주님께 먼저 찬양하여야 옳은 것 같아요. 모든 좋은 것은 하늘로부터 온다고 합니다.

그리고 박사님께 무한 감사합니다. 박사님을 위해 기도합니다. 앞으로도 더 좋은 간증으로 만나길 소원합니다.

⑥ ——————————————————————

2번 노화 방지로 사용하고 있습니다. 저는 목 디스크의 한 부분이 깨져 목 신경을 비롯하여 머리로 연결된 부분들이 눌리는 듯한 통증으로 약과 침 치료를 병행했는데요, 처음 어느 분의 어깨 통증 치유사례를 듣고 저도 목 통증을 치유해보기로 했습니다. 처음에는 가끔 사용했는데 통증에 변화가 있었습니다. 그래서 열흘간 사용했는데 호전되었습니다. 침도 안 맞고 약도 안 먹어도 됩니다. 본래 통증이 심하다 보니 수술할 생각을 하고 있었지만 이것으로 치유가 될 것 같다는 생각이 드네요.

---

⑦

아내가 비염 치유 사용하고 통증이 없어졌다고 합니다. 김대호 박사님 감사합니다. 병원에서 치료하지 못하는 질병들도 척척 고치게 해주는 김대호 척척박사님 대단히 감사합니다. 하늘의 복 많이 받으시기 바랍니다.

---

⑧

저는 72세로 평소 불면증과 만성비염, 발톱 무좀으로 10년 이상 고생하다 한 달 전 김 박사님 발명품 라파357을 구입하여 매일 10~15시간 정도 사용하고 있습니다. 1주일 정도 지나니 몸에 변화가 오더군요.

첫째, 밤에 숙면을 하게 되고 아침에 몸이 평소보다 가볍고, 평소 변비였는데 대변도 시원하게 보게 되었습니다.

둘째, 밤에 2~3회 소변을 보던 것이 1회로 줄었고 발톱 무좀은 1~2주까지는 큰 변화가 없었지만 한 달이 지난 지금 변화가 있어서 계속 치료하면 완치될 것 같습니다. 그리고 만성비염은 아직 큰 변화를 못 느끼지만 콧물이 조금 줄고 있어 열심히 사용하면 치료될 것 같습니다.

그리고 작년부터 아침에 눈곱이 많이 껴서 안과에 가 봤지만 별 효험이 없었습니다. 병원 의사 선생님 말씀으로는 노안이라 그러니 특별한 처방이 없다고 하여 2달마다 병원에 가서 인공누액만 처방받아 점안하였습니다. 라파357 사용 후 눈곱도 안 생기고 눈도 맑아졌습니다. 저 자신도 놀라고 신기할 따름입니다. 김 박사님 감사합니다. 앞으로도 더욱 연구하시여 수많은 환자에게 빛이 되어주시길 바랍니다. 사무실 이전을 축하드리며 큰 발전하시길 바랍니다.

⑨

안녕하세요, 미국 콜로라도에서 보냅니다. 오늘 이 글을 쓰기 위해서 3일을 기다렸어요. 여러분에게 확실한 정보를 드리고 싶어서요.

먼저 박사님을 통하여 이것을 발명하게 해주신 하나님께 감사합니다. 그리고 이렇게 긴 시간을 이 연구를 위해 수고해주신 박사님께 감사합니다.

음파기 사용 3주째입니다. 나도 신기했고 놀랐습니다. 제가 암으로 투병한 지 처음으로 밤에 한 번 일어났어요. 첫날은 신기했고, 깊은 잠을 잘 수 있어서 감사했고, 둘째 날은 한번 깼지만 소변을 한 번도 안 봤어요, 더욱 감사했고 놀랐습니다. 그래도 혹시나 하는 생각에 3일을 지냈습니다. 결과는 같았어요.

이제는 암으로 망가지고 있는 제 신장의 치유를 확신하게 되었어요. 어쩌면 암도 나아질 거라는 믿음도 생깁니다. 그리고 습진으로 15년을 고생했는데 이것도 많이 호전되어가고 있고, 알레르기와 기관지염이 나아지고 있는 것도 느낍니다. 다만 여러분들에게 조심스

인체를 백신생산 공장으로 만들 수 있다

럽게 말씀드리고 싶은 것은, 몸에 좋지 않은 것은 자제하시고 건강한 몸을 위해 식생활과 삶을 바꾸어야 이 라파357의 더 큰 효과도 보시고 건강을 회복하시리라 믿습니다.

어쩌면 암도 치료될 것 같다는 생각도 드네요. 이제 3주 후에 신장 검사를 받으러 갑니다. 꼭 좋은 결과를 의사에게 받고, 결과를 올려 드릴게요. 열심히 사용하시고, 좋은 효과 보세요. 저의 긴 글 읽어주셔서 감사합니다.

---

⑩ ─────────────────────────

저는 네 자녀를 둔 주부입니다. 아이들을 키우면서, 제일 겁날 때가 아이들이 아플 때입니다. 그러나 요즘은 그나마 박사님 덕분에 믿을 만한 기기가 생겼다는 게 너무 안심이 됩니다.

사실 이 기기 받고 전원을 켰을 땐 솔직히 말해 실망했는데요, 감기만 오면 먼저 눈에 눈곱이 생겨서 늘 불편하기도 하고 창피해서 눈에 신경을 많이 썼습니다. 속는셈치고 사용해 보자 하며 감기 치유 프로그램으로 사용했는데 그 후로는 정말 더 이상은 눈곱이 생기지 않습니다. 정말 신기했습니다. 그리고 늘 생리통이 심한데, 오늘은 고통이 유난히도 심해서 배탈, 설사 프로그램 10분 정도 사용하니 허리 통증과 아랫배 통증까지 서서히 사라지고 지금은 아주 편안합니다. 박사님 감사하고요.

처음에는 박사님 오해를 했었는데요, 늦게나마 용서를 빕니다. 그땐 죄송했습니다. 그리고 지금은 무척 감사하게 생각합니다. 감사합니다. 박사님! 늘 건강하시고, 연구나 하시는 일에 항상 좋은 결과와 성과가 있으시길 소망합니다. 감사합니다.

⑪

　저는 체질이 약한 편이지만 특별히 아픈 곳은 없는데 비염이 약간 있고 장이 약합니다. 그런데 라파357 2번 프로그램 사용 3일째부터 다리에 힘이 생기고 변이 굳어지네요. 라파357 사용 후 변을 볼 때 화장지 쓰는 양이 줄었습니다. 밥 먹은 후 3시간 이후에 잠자리에 누워도 속이 좋지 않았는데 지금은 그런 느낌이 없습니다. 그리고 이따금 머리가 아파 귀 옆을 비비기도 했는데 지금은 그런 증상이 없습니다. 계단 오를 때 무릎에 힘이 빠지는 느낌이었는데 라파357 3일간 사용한 후 언제 그랬냐는 듯 계단을 오릅니다. 충전 시간 외에는 계속 사용했구요, 2번 코로나와 노화방지 프로그램만 사용했습니다. 앞으로 1~2주 더 사용해볼 생각이니 이후에 다시 올리겠습니다. 김대호 박사님께 감사합니다. 건강하세요. 감사합니다. 회원들 모두 좋은 저녁 되세요.

⑫

　환절기만 되면 꼭 병원 신세를 졌습니다. 라파357을 쓴 올해엔 그냥 넘어가려나 봅니다. 아직 아무런 증세가 없습니다. 이맘때마다 콧물이 나고 눈과 목구멍, 코가 가렵고 귓구멍도 가려웠는데 올해엔 아무 증상 없습니다.

⑬ ————————————————————————

라파357 좋다고 아무리 설명해도 가족들은 사기라고 했습니다. 그런데 처제가 약한 체질에도 손녀를 보느라 너무 피곤해하여 테스트 차 사용해보라고 했더니 대단히 효과가 좋다고 합니다. 아침에 일어나면 몸이 가볍고 피곤함이 없어졌다고 합니다. 하나 구해 달라 해서 구해줬더니 매일 잘 사용합니다.

집사람은 불면증이 있었는데, 동생이 좋다고 하니 사기라고 욕하던 집사람도 밤에 2번으로 사용하니 잠이 잘 온다고 하며 매일 밤 사용합니다.

⑭ ————————————————————————

갑자기 기온이 떨어져 목이 따갑고 통증이 오기에 늘 뇌경색에 맞추어놓고 사용하다가 감기 치유 8번으로 맞추고 2분도 안 되어서 목에 통증이 모두 사라졌어요. 지금은 다시 뇌경색에 놓고 사용합니다. 머리도 확실히 가벼워졌어요.

모자를 쓰지 않아도 모자를 쓴 것 같은 무거움이 항상 괴롭혔는데 많이 좋아졌어요. 라파357 정말 기적의 치료기입니다. 고맙습니다.

⑮ ————————————————————————

저는 62세이며 라파357을 구입하여 사용하면서 느낀 점들을 올려봅니다. 파동의학에 대해 예전부터 들어서 알고 있었던 터라, 첫 방송을 보고 곧바로 구입해서 기기를 사용해보니 파동음은 들리지 않고 흔히 교회에서 치료하는 안수치료법 같아서 오해를 하고 내버려두고 있었습니다. 2회 방송을 보고 9월 11일부터 약 40년 된 무좀 치유로 시작해서 지금까지 두 대의 기기로 24시간 사용하고 있습니다.

밤에는 10시간 이상 무좀 치유 프로그램으로 사용하고 낮에는 2번 프로그램과 14번 프로그램으로 사용합니다.

효과는 아래와 같습니다.

무좀은 아직 완치는 아니지만 상당히 호전되었습니다. 전에는 발을 씻고 나면 참을 수 없는 가려움에 문지르다보면 피가 나고 너무 괴로웠으나 그런 증상이 없어지고 약간 가려운 정도입니다. 5번 프로그램으로 사용하면 가려운 증상이 금방 없어집니다.

14번 프로그램 사용한 바, 수시로 참을 수 없을 정도로 소변이 마려웠는데 그런 증상이 사라지고 아침에 힘이 솟아나는 증상이 자주 나타납니다.

23번 프로그램으로 사용하니 오래된 왼쪽 뒤편 옆구리 결림이 없어졌습니다.

원래 기관지 천식이 있었으나 최근 건강식품 복용으로 증상이 나타나지 않았는데 그저께 과로했는지 밤에 기침이 나기 시작해서 24번 기관지, 천식 프로그램으로 바꾸니 금방 기침이 멎고 연한 가래가 생겼다가 없어지며 마른기침 증상이 사라지고 편안해졌습니다.

최근 몸이 개운하고 아침에 상당히 가벼워진 느낌이 듭니다. 전에는 업무상 저녁 10시에 잠자리에 들어 5시 전후에 일어났는데, 지금은 10시에 잘 수가 없습니다. 그 이유는 10시에 잠든 후 충분히

잔 것 같다는 느낌에 일어나 보면 밤 12시~1시경이라 너무 피로가 빨리 풀려 이제는 밤12시에 잠자리에 듭니다.

불과 2개월 남짓 사용했는데 이 상태로 계속 좋아진다면 곤란(?) 하다는 생각까지 드네요. 가진 것도 없는데 몸만 젊어지면 어떡하죠? 박사님 정말 고맙고 만나 뵙게 된 걸 영광으로 생각합니다.

---

⑯ ────────────

저와 비슷하십니다. 밤 10시쯤 잠들는데 일어나 보니 12시 정도밖에 안 됐어요. 푹 잤는데도요.

---

⑰ ────────────

저는 잇몸이 좋지 않아 풍치가 있었으며, 어금니가 많이 빠지고 잇몸 염증이 자주 생겨 구취가 심한 편인데, 지금은 구취가 많이 없어지고 혀의 백태도 거의 사라졌습니다.

---

⑱ ────────────

발뒤꿈치는 4번으로 해도 매끄러워집니다. 저는 뒤꿈치 갈라진 지 2년 정도 된 것 같은데 바세린으로도 감당할 수 없었던 치료를 하게 되어서 너무 기분이 좋아요.

⑲

저는 손발의 굳은살을 뜯어야 스트레스가 풀려 자주 뜯는데 너무 부드러워졌어요. 상처도 덜 나고 뜯을 것이 없네요.

⑳

파킨슨병 환자입니다. 15년 됐고요. 60대 후반 남자입니다. 사용한 지 한 달여 됐습니다. 16번 하나만 줄곧 사용했는데 3일 전부터 몸이 한결 가벼워졌습니다.

어제와 오늘 아침에 유심히 체크를 하니까 라파357의 효과라는 확신을 가졌습니다. 참고로 저는 누워서 다리를 쭉 펴면 오금이 바닥에 붙지를 않습니다. 서 있으면 전형적인 파킨슨 환우의 구부정한 자세입니다. 그리고 억지로 힘을 주어 다리를 펴면 펴지지도 않고 통증이 심합니다.

라파357을 피부에 직접 닿게 하였고, 볼륨은 25~27 정도로 최대한 높게 사용하였습니다.

㉑

김 원장님 반갑습니다. 지인이 추천하여 목요일부터 사용 중인데 하룻밤 팔목에 찼더니 물집이 생겨 상처가 나서 민감한 피부를 가진 사람에게는 사전에 주의를 주고 안전하게 착용할 수 있도록 해야겠군요. 처음에는 긴가민가하며 찼는데 어깨 오십견이 많이 완화되어 효험에 놀랐습니다. 본인은 전직 대학교 교수로 20년 전 과다 당뇨 600으로 내과의사도 답을 못 찾아 스스로 치유하기 위해 대학에서 대체의학 최고전문과 과정을 개설하고 전국의 숨은 명의들을 발굴하여 학교로 초청하여 강의를 하게 하는 등 제 병을 낫게 해보았으나 낫게 하지 못했습니다. 중국 조선족 의사의 약으로 현재 150선으로 완화되었습니다. 대체의학자들이 아무리 좋은 약을 개발해도 제도권 의사들과 제약회사에 고발을 당해 힘들어하는 것을 많이 봐왔기에 이를 해결할 대안을 다수 찾아놓았습니다. 현재 사용한 대로 효험이 있다면 세계인류에 꼭 필요한 셀프건강기기인데 아마도 보급되기 시작하면 여러가지 압박이 올 것이니 사전에 함께 준비하여 성공시킵시다.

㉒ ───────────────────────────

어제 주문한 라파357 잘 받았습니다. 귀여운 토시까지 같이 와서 지금 팔에 차고 있습니다. 제가 2달 넘게 사용하다가 어제 사용하지 않았더니 라파357의 효능을 느꼈습니다. 특별하게 아픈 데가 없다보니 그동안 라파357의 효능을 뚜렷하게 못 느꼈어요. 하루 사용을 하지 않으니 그동안 머리가 더 맑았었고, 코가 시원했고, 덜 피곤했음을 느꼈습니다.

책 출간이 늦어지는 바람에 서울행이 늦어지고 있습니다. 서울 올라가면 사무실에 방문하겠습니다. 저는 원장님이 하시는 연구에 대해서 호기심이 많습니다. 서울 가기 전에 제가 원장님께 여쭤보고 싶은 몇 가지 사항을 미리 문자로 보내드릴 예정입니다. 이 문자를 보내면서 코가 다시 시원해지는 것을 느낍니다. 지금 1번에 맞추어 사용하고 있습니다. 참고로 저는 비염이 없습니다.

이렇게 좋은 일을 하시는 김대호 원장님께서 더욱더 예수님과 동행하시는 삶을 사서서 행복하시길 기원합니다. 북한에 있는 원장님 가족에도 하나님의 은혜가 임하길 기도합니다. 좋은 하루 되세요.

㉓ ─────────────────────────────

저는 수 년 전부터 오른쪽 콧속에 붉은 피 코딱지가 생겼고 어떨 때는 코딱지를 잘못 건드려 코피가 나기도 하였습니다. 그런데 어제부터 코딱지가 생기지 않았고 피도 보이지 않았어요. 오른쪽 코의 증세가 대수롭지 않아 그냥 별일 없이 지냈는데 코의 상태가 정상이 되었어요. 시간이 지나면 잊을까봐 글 올립니다. 저는 라파357을 2개월 정도 사용하였고 사용번호는 2번, 21번, 4번을 주로 사용합니다. 고맙습니다.

㉔ ─────────────────────────────

콩팥 치유 기능으로 했는데 비염이 없어지고 손톱 무좀이 좋아지고 얼굴이 너무 좋아졌습니다.

㉕ ─────────────────────────────

라파357 사용 3일째 아침입니다. 저는 마음의 병을 치유하기 위해 2번으로 맞춰서 쓰고 있고 충전할 때 말고는 계속 지니고 있습니다. 아이들 챙기느라 늘 수면 시간이 길지 못해 힘든 아침을 맞이했는데 오늘 아침은 네 시간 자고도 정말 오랜만에 상쾌하게 일어났습니다. 우울하고 부정적인 생각도 많이 사라졌습니다.

㉖ ───────────────────────────────

쓰면 쓸수록 김대호 원장님께 고마움을 느낍니다. 작년 10월 말에 저희 엄마가 머리부터 발끝까지 안 아픈 곳이 없었어요. 특히 재작년에 허리협착증 수술한 것이 매일 아파서 애를 쓰셨는데요, 항상 아프시니 밤에도 잠을 못 주무시고 저까지 불충분한 수면으로 일상이 깨져 있었습니다.

호주에 사는 오빠가 김대호 원장님 유튜브를 알려줘서 라파357을 쓰게 되었는데 사용 일주일 후 잠을 잘 주무셔서 저도 구입해 쓰기 시작했고 지인들에게도 권해 드렸는데 나름 다들 효과를 보시는 게 너무 신기했습니다. 특히 남편은 11월부터 2월까지 악성 피부트러블로 살이 터지는데 사용 후 더 이상 피부가 터지지 않고요, 저희 엄마가 사용한 지 거의 3개월 되었는데 매일 아프던 허리가 어느 날은 안 아프고 어느 날은 조금 아프고 이렇습니다. 제 생각엔 시간이 더 지나면 안 아픈 날이 많아져서 낫지 않을까 합니다. 라파357을 쓰기 전과 후가 확실히 다릅니다. 저도 피곤함이 없어졌습니다. 엄마는 밤에 2번 프로그램, 낮에는 주로 4번 프로그램을 하고 가끔 3번을 맞춰드립니다. 회원님들 꾸준히 쓰시면 반드시 좋은 결과가 올 것이라 생각됩니다. 감사합니다.

㉗

　라파357 사용하니까 이상하게 환경에 변화는 없는데 기분이 좋아지고 의욕이 생기는 것 같아요. 하루이틀 했는데도 그럴까요? 아니면 제 생각일까요? 그리고 트림이 계속 나와요. 소화기능이 좋아지는 느낌이에요.

㉘

　꿈자리 사나우신 분들에게도 도움이 됩니다! 제가 그렇습니다. 잡꿈이 없어지네요.

㉙

　기관지의 농이 1. 맑은 가래, 2. 누런 가래, 3. 푸른색 가래, 4. 짙은 검붉은색 가래 이렇게 단계가 있는데 저의 경우 4단계가 된 지 오래되었습니다. 심할 때는 하루에 20번 이상 객토를 했는데요. 라파357 착용 후 차차로 좋아져서 지금은 10번 정도이며 색깔은 아직 위 4번에서 머무르고 있습니다. 3개월 정도 되었습니다. 오늘 원장님 말씀을 들으니 나을 수 있다는 확신이 들었습니다. 5번 단계는 암으로 가는 단계라 하니 아무리 좋은 약도 안 들고 민간요법도 할 수 있는 한 다 해보았습니다. 이제는 저한테 라파357밖에 없습니다. 고맙습니다.

신장 나쁜 분 원광대병원 진료 보았는데 빈혈도 없고, 콩팥은 조금 나쁘나 한 달에 한 번 맞는 조혈제도 서너 달 안 맞고, 약도 서너 달 안 먹었는데 괜찮습니다. 한 달 가량 라파357 12번 프로그램으로 열심히 사용합니다. 결과가 좋은 편이에요. 힘냅시다.

25

한센인 요양보호사의 사례

① ————————————

한 주 정도 머리에서 소리가 나고 힘들었는데 청력이 좋아지면서 소리 나는 증상도 많이 줄었어요. 주변 어르신들이 다 똑똑하고 야무진데 귀가 안 들려 흠이라고 아직도 얘기하시지만 호전되었으니 감사하지요. 먹는 것도 중요하지만 세포를 변화시키는 것이 최우선인 것 같아요. 몸에 주름이 없어지고 피부가 매끈합니다. 주변에서 55명이 사용 중인데 거의 효과를 보고 있고, 저는 젊어졌습니다. 건강하게 오래 살 겁니다.

② ————————————

27년생 95세 남자입니다. 전북대 심장내과, 호흡기과, 알레르기과, 비뇨기과(전립선), 소화기과까지 병원 5과 다니는데 15번 폐 건강 프로그램 1달쯤 했어요. 오늘 내과 사진 찍었더니 폐가 작년보다 좋아졌답니다. 간 담도가 안 좋아 C형 간염 업그레이드 받고자 합니다.

③

라파357 사용자 어르신(신장환자) 대학병원 피검사 결과도 좋게 나오고 피부도 좋아지시고 식사도 잘 하신답니다.

④

70세 여성입니다. 교통사고로 머리 수술하고 정신과 약 복용중입니다. 넘어져 팔 골절되었는데 약 타는 날 3일이 지나도 약 안 찾고 라파357만 사용하고 있습니다.

당뇨, 인슐린 등 복잡한 환자인데 4번 프로그램 사용 후 머리 쏟아지는 느낌이 덜하고 다리 쥐나는 증상 감소하였습니다. 머리에 띠로 묶어서 사용하고 있습니다. 4번 프로그램으로 15일 사용하고 어제부터 17번 프로그램 사용하고 있습니다.

⑤

C형 간염 업그레이드 하실 때 간암, 천식도 함께 해주시면 감사하겠습니다. 아버지 폐 사진 많이 좋아졌는데 간, 담도도 좋아졌으면 합니다. 복된 날 되세요.

⑥

라파357은 받아들이면 축복이고, 팸플릿만 보고 안 받아들이면 고생입니다. 저희 시아버지 못 믿겠다고 좋아지면 1억이라도 준다

했어요. 시어머니 간암 좋아지는 것 보더니 라파357에 대해 엄청 열심히 공부하고 계시고, 검사 결과 폐, 심장, 호흡 다 좋아졌어요. 1억은 안 주고 구입한 금액만 주시더군요. 저희 가족 7명에 담임목사님까지 다 라파357 합니다.

---

⑦

요즘은 17번, 13번 프로그램으로 저녁에 2번 하고 있고요, 저희 이모는 두 달 반 동안 병원 통증과 안 가고 있어요. 본인이 좋아졌답니다. 귀 고름 나온 분 ENT 의사가 이제 병원 그만 오랍니다. 목사님 사모님은 지팡이 집어던지고 병원 가자는 말 안 하고, 아픈 데를 쏙쏙 찾아낸답니다. 신장 투석 직전 환자가 좋아졌고, 간암 환자가 차도가 현저히 있고, 폐가 많이 좋아졌어요. 현재 30세이고 25세 때 지주막하 뇌출혈 수술 받았는데 17번 프로그램 사용하고 있어요. 중간에 혈압이 높아 응급실 갔던 경우 3번 있었는데 현재는 조절 잘 됩니다.

---

⑧

교통사고 후유증 뇌진탕으로 정신과 약 안 먹으면 못 사는 분이 있는데 머리 쏟아지는 것 같은 증상 많이 좋아지고 얼굴 피부 속 뭉쳐짐이 녹는 것 같다고 열심히 하시고 계십니다. 17번 프로그램 한 달째 사용 중입니다.

인체를 백신생산 공장으로 만들 수 있다

⑨ ───────────────────────────────

82세이신 저희 이모 귀에 고름, 염증 있어서 3~4일 동안 라파357 사용하고 있는데 ENT 의사가 놀라더랍니다. 엄청 좋아졌다고 합니다. 귀는 더디 낫는 것이 보통이에요. 오랫동안 치료를 요하는데요.

───────────────────────────────

⑩ ───────────────────────────────

오늘 어르신 한 분이 전주 신경외과에서 허리 주사 맞고 하체 마비가 와서 제 라파357 4번으로 다리에 붕대로 묶어 드리고 5시간 후에 회복하셔서 집으로 모셔다 드렸어요.

───────────────────────────────

⑪ ───────────────────────────────

어제 한센인 어르신들하고 상처 치료하러 전주 병원에 가는데 신장 나쁜 한 어르신이 옆집 어르신이(당뇨, 신장, 고혈압, 눈, 귀, 천식 등 만성질환으로 병원 치료) 약도 줄고 음식도 마음대로 먹으라고 했다며 좋아졌다고 하더랍니다. 당뇨 합병증도 없답니다. 이 사회가 건강한 사회가 됐으면 좋겠어요. 간암 시모 보니까 복수를 쫙 뽑고 문제점을 하나씩 고치는 것 같아요. 라파는 생명이라고 생각하고 하면 좋은 결과 있습니다.

───────────────────────────────

⑫ ───────────────────────────────

저희 가족, 동생 지인 등 살리고자 휴일도 반납하며 번호 봐주고 있어요. 노인들이 눈, 귀, 손 등 다 불편해서요. 59명 중 반 정도는 그렇게 해야 합니다. 주간보호 사회복지사 11명, 홀 요양사, 조무사 포함 12명, 제 말에 귀 기울이는 자는 조무사 선생님 한 사람입니다. 코로나 검사 주1회 자체 검체해서 보건소 제출하는 스트레스로 라파357 사용한다 합니다. 전북대병원에 조혈제 맞으러 사망할 때까지 주1회 가야 하는 할머니, 안타깝게도 반납해서 그 조무사 선생님이 하고 있고, 어르신 번호도 봐주고 있으니 감사하죠. 신장 나빠 사용하시고 몸이 좋아져 요양 신청도 안 하신답니다. 이제 라파357 사용이 생활이 되었습니다. 2번 프로그램과 함께 좋은 밤 되세요.

26

말기 에이즈 환자 치유사례

※ 저자 기술 내용

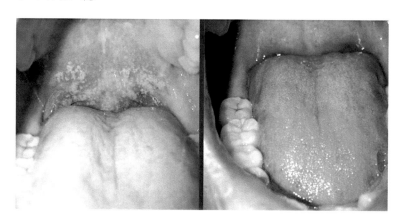

위 사진의 말기 에이즈 환자의 경우, 곰팡이균이 혀를 덮고 식도를 타고 내려가 장기에까지 치명적인 손상을 주었다.

그런데 오른쪽 사진에서 보듯이 깨끗이 치유되었다. 환자의 생체정보프로그램을 조정하여 환자의 몸 자체를 치유에너지 백신으로 만든 결과이다.

처음에 환자는 다음과 같은 증상을 호소했다.

얼굴 뾰루지, 무기력증, 두통, 오한과 발열(40도의 고열에 시달리기도

함), 어지럼증, 식욕저하, 구강 내 염증, 하루 10~20번의 흉부 통증 등이었다.

합병증이 있는 상태에서 조금만 더 지체하면 패혈증으로 사망할 수도 있는 매우 위험한 상황이었다. 얼굴색은 이미 검게 죽어 있었다.

에이즈 환자가 아니더라도 면역력이 극도로 저하되었을 때 혀가 곰팡이(백태)로 하얗게 덮이는 경우가 있는데, 환자의 면역력은 이미 바닥이 난 상태였지만 그의 혀는 깨끗이 치유되었다.

즉, 면역력이 이미 바닥난 상태에서는 그 어떤 약으로도 금방 치유될 수 없었던 곰팡이가 약을 전혀 쓰지 않고 음파기를 통해 깨끗이 치유되었다. 이어 흉부 통증이 사라지고, 매일밤 고열에 시달리던 것도 사라졌다.

잃어버렸던 매운 맛도 차츰 느끼게 되면서, 음식물 섭취도 정상적으로 할 수 있게 되었다. 아울러 환자의 생명을 위협했던 합병증들도 사라지고, 한 달 이내에 12kg 이상 체중이 회복되었다. 나중엔 너무 살찔까봐 걱정된다는 말까지 했다.

그리고 혈액 1㎣ 속에 33만 개 이상의 에이즈 바이러스가 득실거렸으나 모두 소멸되었다. 환자의 면역력은 완전히 바닥이 난 상태였지만, 입안의 곰팡이균을 완전히 소멸시켰을 뿐만 아니라 혈액에 득실거렸던 33만 개 이상의 에이즈 바이러스도 소멸시킨 것이다. 혈액 1㎣에만 바이러스가 33만 개 이상이니, 온몸 전체로 보면 엄청난 숫자이다.

이처럼 환자의 혀와 입천장, 식도에서 곰팡이가 소멸되고 혈액의 에이즈 바이러스가 소멸되자 면역 수치가 220으로 상승했다. 사용

전에는 수치가 50이었다.

하지만 220도 여전히 매우 낮은 수치이다. 500이하면 격리 입원 대상인데, 그 환자는 50에서 겨우 220으로 상승했으니 말이다.

비록 환자의 면역력은 여전히 바닥이었지만 환자의 몸을 항체 백신으로 바꾸어 이와 같은 치유를 이룬 것이다.

이 에이즈 바이러스에 비하면 코로나19 바이러스는 정말 아무것도 아니다. 코로나 감염 환자 중에 이처럼 면역력이 고갈된 환자는 없기 때문이다.

27

명현반응(瞑眩反應)

"장기간에 걸쳐 나빠진 건강이 호전되면서 나타나는 일시적 반
응. 근본적인 치료가 이루어지는 징후로 이 반응이 강할수록 치료
효과가 높아진다."

- 출처: 국립국어원 우리말샘

①

라파357이 치유 효과도 있는 반면에 부작용도 있습니다. 라파357
은 간단한 기계가 아닙니다. 저는 라파357을 사용한 지 한 달하고
십칠일 됐습니다. 한 달은 충전시간을 제외하고 하루에 20시간을
계속 사용하였습니다.

저는 수술을 6번 했습니다. 라파357 사용 전에는 일주일에 3번
병원에 다녔습니다. 라파357을 사용하면서 많은 덕을 봤습니다. 우
선 몸이 가볍고 피곤을 덜 느꼈으며 자리에 눕는 일이 드물어졌습
니다.

처음에는 너무 좋아서 라파357 두 대를 사용하려고 했습니다. 원
장 선생님과 상담해보니 한 대로도 충분하다고 하여 한 대만 사용
하였습니다. 한 달이 지나니 제 몸에서 부작용이 일어났습니다.

처음에는 21에서 효과를 보았습니다. 그런데 어느 날은 잠을 자고 일어났는데 빈혈 증세가 일어나면서 머리도 아팠습니다. 괜찮아지겠거니 했지만 시간이 지나도 낫지 않아서 원장 선생님과 상담을 했습니다. 감기 치유 프로그램으로 30분 사용하고 4번으로 한 시간 사용해보라고 하였습니다. 그렇게 사용하니 신기하게도 증상이 사라졌습니다.

2번도 사용하면서 4번 혈액순환으로도 사용했습니다. 4번 프로그램 사용 3일째 되는 날, 아침에 일어나니 목구멍이 타들어가는 듯한 갈증을 느껴 계속 물을 마셨습니다. 그런 증상이 있어 라파357 사용을 중지하였습니다.

그러니 목 타들어가는 증상은 사라졌으나 목이 간질거리면서 기침이 나기 시작하였습니다. 그 증상이 이틀 연속 멎지 않았습니다. 밤에도 목이 간질거려 잠을 잘 수가 없었습니다. 그래서 원장 선생님과 이 증상에 대해 이야기하고 상담하니 3번 프로그램으로 한 시간 사용해보고 다시 상담하자고 하였습니다.

한 시간 사용해보자고 하셨지만, 저는 세 시간 사용하고 하루 동안 증상을 지켜보았습니다.

신기한 일이 일어났습니다. 자고 일어나니 그 증상이 다 사라졌습니다.

라파357 사용 중 몸에 이상이 생길 경우 원장 선생님과 상담해보시면 다 해결됩니다. 김대호 원장님은 대단한 분이십니다. 앞으로도 건강을 위해 파이팅합시다.

② ───────────────────────────────

　25일째 라파357 비염 프로그램에 놓고 사용하는데 상당히 호전되고 있는 중입니다. 그동안 약간의 코피 덩어리가 2번 정도 나왔는데, 혈액순환으로 인한 좋은 징조가 아닐까 하는 생각을 해봅니다.

───────────────────────────────

③ ───────────────────────────────

　박사님의 음파기를 열심히 사용하던 중, 사용 2달 후쯤 아토피 피부염이 조금 심해지는 듯하다가 3달 넘어가면서는 염증이 거의 나타나지 않고 70% 좋아졌습니다. 아직 가려움이 좀 남아있지만 이것도 점차 회복될 것으로 보입니다. 연고나 약을 쓰지 않고 이 정도 유지되는 것은 정말 신기합니다.

───────────────────────────────

④ ───────────────────────────────

　저는 라파357을 2020년 9월부터 사용했는데 12월 28일부터 명현반응이 와서 피부과에 가봐야 하나 생각하다 김대호 박사님께 말씀드리니 명현반응이라 말씀하셔서 피부과에 안 가고 계속 라파357 사용했습니다. 현재는 99.9% 정상으로 돌아왔습니다. 라파357을 긍정적 마인드로 사용하시면 건강하고 만사형통입니다. 감사합니다.

───────────────────────────────

⑤ ───────────────────────────────

 UN DPI 산하 NGO 유엔국제환경봉사단 아시아수석부총재로 임명받으신 김대호 원장님 감사합니다.

 2020년 12월 28일부터 2021년 1월 18일까지 얼굴에 명현반응이라 말씀하셔서 계속 라파357 사용한 결과 완전 회복되었습니다.

 라파357 사용하시는 회원님들 믿는 마음으로 사용해 보십시오. 치유의 놀라운 역사가 벌어집니다. 라파357 만세만세 할렐루야!

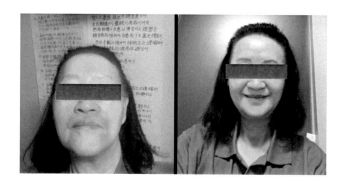

───────────────────────────────

⑥ ───────────────────────────────

 지인에게 선물 받아 사용했는데 이틀 후부터 머리가 엄청나게 아파서 견딜 수 없을 정도였습니다. 그때부터 17번 프로그램을 사용했는데 3일 정도 지나서부터 개운해졌습니다. 명현반응인지 안 좋은 것이 치료가 된 것인지는 확실히 모르겠지만 지금은 머리 아픈 게 싹 가셔서 너무 좋습니다.

───────────────────────────────

28

치유주파수 확장의 임상결과

라파357 건강보조기는 여러 질병 치유에 탁월한 효과를 보였지만 분명한 한계가 있었다. 그래서 주파수 세기를 20배 이상으로 확장하여 복대를 만들어 라파357 건강보조기로 뚜렷한 효과를 보지 못하던 회원의 배에 채워주었다.

그러자 유전적으로 60 평생 중증 기관지천식으로 고생해오던 회원의 기도가 열렸다. 이 환자는 하루도 약을 복용하지 않고서는 살 수 없는 환자였다. 매일 기도가 수축되어 숨을 쉴 수 없기 때문이었다. 그런데 이 환자가 약을 복용하지 않고서도 기도가 열렸다.

라파357 건강보조기 1대로는 열리지 않던 기도가 치유주파수 세기를 20배로 확장하여 만든 복대를 차면서 바로 기도가 열린 것이다. 그 후 5시간 동안 편히 숨을 쉬며 잘 수 있었는데, 5시간 후에 갑자기 다시 기도가 수축되면서 숨이 막혀 깨어났다. 복대의 치유주파수를 생성하는 건전지가 방전되면서 나타난 현상이었다.

환자의 배에는 마치 장미꽃이 피어난 것처럼 붉은 자국이 생겨났다. 20배로 확장된 치유주파수와 환자의 생체질병 주파수가 충돌하면서 몸 밖으로 나타난 현상이었다. 즉, 명현반응의 자국이었다.

환자는 더 이상 약을 먹지 않고도 편히 숨 쉬며 살 수 있게 되었다.

이외에도 여러 환자의 치유에서 매우 긍정적인 효과를 나타냈다.

29

10대 생체주파수와 치유효과

인간의 성장 호르몬은 20대에 끊긴다. 20대에 들어서면 생체주파수에서 인체성장 정보가 사라지기 때문이다.

그런즉, 10대의 생체주파수는 성장호르몬을 왕성하게 생성하며 인체구조와 면역체계 등을 완성하는 정보를 갖고 있다. 이 생체주파수를 포집하여 치유정보주파수와 함께 환자에게 투여하였더니 아래와 같이 놀라운 효과를 나타냈다.

①

유전적으로 60 평생 중증 기관지천식으로 고생해오던 환자의 기도가 열렸다.

치유주파수를 20배로 확장한 효과와 똑같은 결과를 나타낸 것이다.

그리하여 환자는 치유주파수를 20배로 확장한 복대를 착용하지 않고도 편히 숨을 쉬며 살 수 있게 되었다. 그 복대에 10대 생체주파수를 넣으면 추가로 20배 더 강화된 노화방지 및 회춘 효과까지 있다. 현재 환자는 그 복대를 사용하고 있다.

중증 파킨슨병으로 혀가 굳어지며 말을 못 하던 환자는 치유정보 주파수와 10대 생체주파수의 세기를 20배로 확장한 복대를 3일 착용 후 혀가 풀리면서 거의 정상적으로 말을 할 수 있게 되었다. 환자의 말로는 95% 이상 회복되었다고 하였다.

평생 손발이 차가워서 고생하던 환자의 몸이 따뜻해지며 피부까지 좋아지고 있다. 라파357 건강보조기로는 치유되지 않던 것이 해결된 것이다.

10대 생체주파수에 생체리듬 회복 치유주파수와 혈액순환 치유주파수를 묶어서 몸에 투여했더니 얼굴 피부색이 달라지며 놀라운 미용효과를 나타냈다.

혈액순환 개선과 노화방지 및 회춘이 되면서 나타나는 현상이었다.

10대 생체주파수에 전립선염 치유주파수를 묶어 환자의 몸에 투여하자, 전립선염 치유와 성기능 강화에 놀라운 효과를 나타냈다.

⑥

10대 생체주파수에 신장염 치유주파수를 묶어 환자에게 투여하자, 신장염 투석 후에 힘이 빠지며 피로해지는 증상이 사라지고 잠을 잘 자는 효과를 나타내고 있다(현재 관찰 중).

⑦

83세의 장영철 前 국회의원 사례이다.

얼굴이 통통해지며 피부가 좋아지고 몸이 가벼워졌다. 그리고 변비가 사라지는 효과가 나타나고 있다.

⑧

10대 생체주파수에 당뇨병 치유주파수를 묶어 당뇨병 환자에게 투여하자, 당뇨 수치가 현저히 감소되는 효과가 나타났다.

⑨

저체온증을 앓고 있던 67세 여인은 코로나바이러스 관련하여 체온 측정을 하면 34.6~35도 정도였는데, 36.5도 정상 체온으로 회복되었다. 생체리듬회복(노화방지) 치유주파수와 혈액순환 치유주파수에 12세 소녀의 생체주파수를 탑재하여 몸에 투여한 결과였다.

생체파동 주파수를 기라고도 한다.

아울러 생체주파수 정보에 따라 호르몬이 생성된다. 인간의 삶은 호르몬에 의해 결정되는데, 그 호르몬을 생성하는 것은 생체주파수인 것이다.

그런즉, 10대의 성장호르몬을 생성하는 생체주파수를 치유정보 주파수와 함께 환자의 몸에 투여한다면 놀라운 치유효과를 기대할 수 있는 것이다.

30

슈나미티즘에 대하여

    슈나미티즘이란 성경 「열왕기상」 1장에서 다윗 왕이 쇠약해지자, 팔레스타인의 수넴 마을에 사는 나이 어린 소녀를 왕에게 바치어 동침하게 함으로써 왕의 몸을 따스하게 했다고 한 대목에서 유래했다.

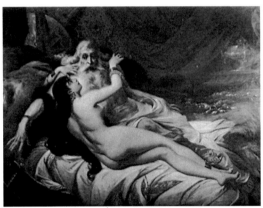

PEDRO AMÉRICO: *David e Abisag.* 1879.

    최초로 구약성경을 라틴어로 번역한 초대 교부 제롬은 이 사건에 대해 다음과 같이 해석하였다.

    "다윗이 70살 되던 해에 그는 노환으로 자신의 침대를 데울 만한 체온을 유지할 수 없었다. 이에 다윗과 잠자리를 같이할 여인을 전

국적으로 수소문하였다. 그가 수넴 여인 아비삭이었다. 다윗의 아내였지만 처녀였던 수넴 여인 아비삭은 지혜의 상징이다. '지혜가 제일이니 지혜를 얻으라'라고 말씀에 있지 않은가? 아비삭이라는 이름도 나이보다 더 위대한 지혜라는 뜻을 가진다."

이처럼 제롬은 수넴 여인 사건을 다윗이 노년에 지혜를 얻고 그것을 사랑하는 삶을 살았다는 메시지로 해석하였다.

이 같은 풍속은 고대 로마 시대에도 있었다.

특히 18세기 말 파리에서는 슈나미티즘 살롱까지 등장했는데, 14~15세의 소녀 40여 명으로 하여금 노인들의 양쪽에 붙어 자도록 하였다고 한다.

중국의 본초강목(本草綱目)에는 회춘을 하려거든 14세 이전의 초경이 있기 전 소녀와 동침하여, 그 어린 소녀의 몸에서 발현되는 기(생체파동 주파수)를 쐬면 그보다 좋은 약이 없다고 했다.

이 의서의 영향을 받은 조선 후기에도 노부모에게 효도하는 방법으로 14~15세의 동남동녀를 물색하여 동침케 한 관습이 8.15 광복 전까지 남아 있었다고 한다.

채만식의 소설 태평천하에도 주인공 노인이 어린 기생을 상대로 이런 행위를 하는 장면이 나온다. 조정래의 소설 정글만리에서도 이와 비슷한 일이 있었다고 한다.

여기서 동침은 하되 성교는 하지 않았다는 것이 중요하다. 성행위는 기를 소진시킨다고 생각했기 때문이다.

20세기 중엽 일본의 어느 대기업 회장은 목욕탕에 20명의 젊고 아름다운 처녀들을 먼저 들어가게 하여 목욕을 하게 한 다음, 그녀들을 나오게 하고서 자신이 그 목욕물에 들어가 젊은 처녀들의 기운을 받아 더 건강해졌다고 한다.

라파357 건강보조기 1대로도 검버섯이 사라지고, 흰머리가 검어지며, 대머리에 머리카락이 나오는 등의 노화방지에 탁월한 효과를 나타냈다.

그리고 라파357 치유주파수를 20배 이상으로 확장하자 또 그만큼 확장된 치유 효과를 나타냈다. 그뿐만 아니라 아주 건강한 12세 소녀의 생체주파수를 치유정보주파수와 함께 환자에게 투여하자 라파357 건강보조기보다 20배 정도의 치유효과를 나타냈다. 그렇다면 10대 생체주파수와 라파357 치유주파수를 100배 정도 더 확장하여 욕조를 만들면 어떻게 될까?

물론 그만큼 확장된 세기의 치유효과를 나타낼 것이다.

욕조의 물에 치유정보파동주파수와 10대 생체파동 주파수를 입력시켜 놓은 상태에서, 그 욕조의 물 온도와 환자의 체온을 똑같게 하면 실로 놀라운 치유효과를 경험하게 될 것이다.

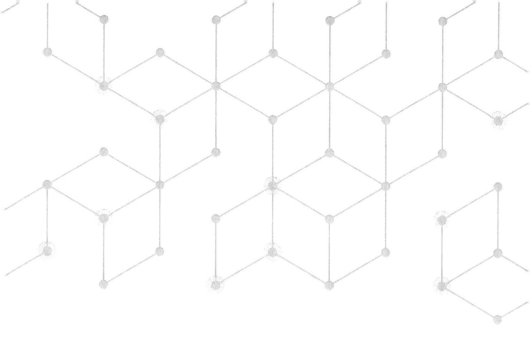

2장

생체정보프로그램의 진실

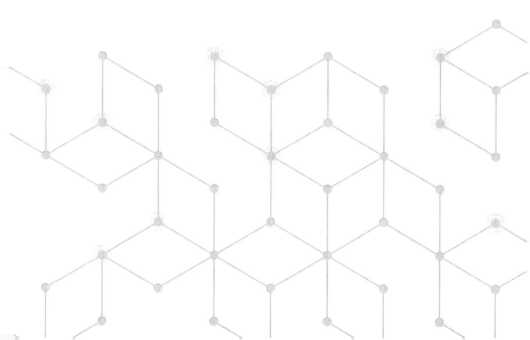

생체정보프로그램에 대하여

　이 세상 모든 만물은 각자의 생체정보프로그램대로 만들어졌기 때문에, 그 프로그램에서 제공하는 정보와 본성·본능대로 살아간다.

　그래서 태어나자마자 스스로 삶의 터전을 찾아가서 헤엄을 치고, 하늘을 날며 먹이 사냥을 하는 생명체들이 있는 것이다.

　아마존 강에 살며 사람까지 삼킬 수 있다는 아나콘다가 있다. 그 아나콘다의 새끼는 태어나자마자 스스로 헤엄을 치고, 먹이사냥을 하며 생존한다.

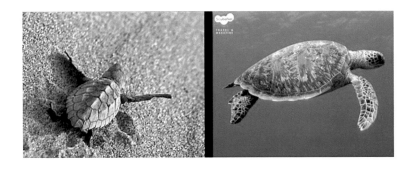

　새끼 거북이도 모래 속에 묻힌 알에서 깨어나자마자 스스로 삶의 터전인 바다를 찾아가서 헤엄을 치고 먹이 사냥을 하며 생존한다.

나비나 잠자리와 같은 곤충도 세상에 나오자마자 스스로 하늘을 날고, 먹이 사냥을 하며 생존한다.

그럼 그 정보는 누가 제공하고, 또 그 생존법은 누가 가르쳐주었는가?

아무도 그 생명체들에게 헤엄치는 방법을 가르쳐주지 않았고, 하늘을 나는 방법도 가르쳐주지 않았고, 먹이 사냥을 하는 방법도 가르쳐주지 않았다.

모래 속에 묻힌 알에서 갓 깨어난 새끼 거북이들에게 바다가 네 삶의 터전이라는 것도 가르쳐주지 않았고, 어느 방향으로 가야 바다가 있는지도 가르쳐주지 않았다. 갓 태어난 그 생명체들의 뇌는 아직 아무런 정보도 입력되어 있지 않은 백지상태와 같다.

뇌가 있는 동물이라면 뇌에서 모든 것을 조종하고 그 생명체들은 뇌의 조종대로 생존하는 것으로만 사람들은 알고 있다. 그러나 갓 태어난 그 생명체들의 뇌에는 아직 아무런 정보도 저장되어 있지 않고 백지상태와 같다. 그 생명체들의 생존방식을 위한 아무런 정보도 기억되어 있지 않은 것이다.

하지만 그 생명체들은 각자의 생체정보프로그램대로 지어졌기 때문에 태어나자마자 그 프로그램에서 제공하는 정보와 본성·본능을 따라 스스로 삶의 터전을 찾아가서 헤엄을 치고, 하늘을 날며, 먹이 사냥을 할 수 있는 것이다.

TV에서도 여러 번 방영했듯이, 모래 속에 묻힌 알에서 갓 태어난 수많은 새끼 거북이들은 단 한 마리도 산으로 가지 않고 모두 바다로 간다. 곧 갈매기 떼가 날아와서 그 새끼 거북이들을 덮치며 경쟁하듯 잡아먹는다. 뿐만 아니라 여우와 도마뱀들까지 달려들어 서로 경쟁하듯 새끼 거북이들을 무차별적으로 공격하며 잡아먹는다.

그렇게 새끼 거북이들은 포식자에게 잡아먹히면서도 바다를 향한 전진을 멈추지 않는다. 어차피 그 바다가 아니면 생존할 수 없기 때문이다.

즉, 그 바다는 생존의 터전이기 때문이다. 그래서 포식자들에게 잡아먹히면서도 바다를 향한 전진을 멈출 수도 없고 되돌아갈 수도 없다.

그럼 그 정보를 누가 가르쳐주었는가? 새끼 거북이들은 바다가 삶의 터전이라는 것을 어떻게 알았고, 그 바다가 어느 방향에 있는지 과연 어떻게 알았을까? 바다에 도착한 새끼 거북이들은 스스로 헤엄을 치고 먹이 사냥을 하며 생존을 시작한다. 그럼 그 생존법은 또 누구한테 배웠을까?

아무도 새끼 거북이들에게 그 정보를 제공하지 않았다. 헤엄치는 방법도 가르쳐주지 않았고, 먹이 사냥을 하는 방법도 가르쳐주지 않았다. 새끼 거북이들은 태어나서부터 아무에게도 보호받지 못한다. 하지만 새끼 거북이들은 자기 생체정보프로그램대로 지어졌기 때문에, 태어나자마자 스스로 그 프로그램에서 제공하는 정보와 본성·본능대로 삶의 터전인 바다를 찾아가서 헤엄을 치고 먹이 사냥을 하며 생존할 수 있는 것이다.

이 생체정보프로그램의 진실에 대해 물리적 증거로 반론할 과학자가 지구상에 단 한 명이라도 있는가?

단 한 명도 존재하지 않는다!

미국 예일대 생물학 교수인 헤롤드 색스턴 바아는 이 동물이 쥐인지 고양이인지를 결정짓는 것은 유전자가 아니라 눈에 보이지 않는 정보에너지장에 의한 것이라 했다.

영국의 생물학자인 브라이언 굿윈은 프리고진의 수학 방정식을 이용하여 실험한 결과, 수정란의 물리적 구조보다는 눈에 보이지 않는 정보에너지장이 더 중요하다고 했다.

미국의 생물학자인 카프만도 세포 자동자를 이용하여 컴퓨터로 모의 실험을 하는 데 성공하고, 정보에너지장이 수정란에 정보를 입력하지 않으면 생명의 탄생이 어렵다고 했다.

여기서 정보에너지장이란 곧 생체정보프로그램이다.

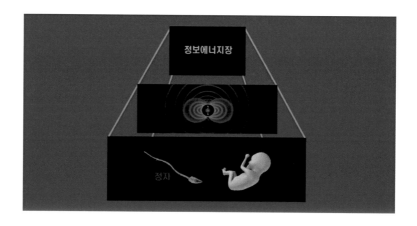

생명체가 본성본능을 갖고 있다는 것은 그 생체정보프로그램대로 지어졌다는 물리적 증거이다. 이 생체정보프로그램을 혼이라고도 한다.

거대한 바위도 태산도 원자로부터 이루어졌다. 비록 우리 눈에는 크게 보이지만 그 모두는 원자로부터 이루어졌다. 우리가 살고 있는 지구도, 광활한 우주의 수많은 별들과 행성들도 모두 원자로부터 이루어졌다. 그 원자의 배후에는 정보에너지장이 있다.

그리고 식물과 같은 유기물이 인간의 언어와 소통하듯이, 물이나 금속과 같은 무기물도 인간의 언어와 소통을 한다.

원자에서 제공된 프로그램에 따라 서로 다른 모습을 하고 다른 존재로 살아가는 것 같지만, 그 속성은 똑같다. 다만 지어진 프로그램대로 존재할 뿐인 것이다.

생체정보프로그램은 부단히 육신과 정보를 주고받는다. 생체정보프로그램의 고유정보를 육신에 전달할 뿐만 아니라, 육신으로부터 정보를 수신하기도 한다. 생명체는 혼이라는 4차원 프로그램이 물질로 형상화된 것이므로, 생체정보프로그램은 그 생명체의 시각·청각·후각·미각·촉각 등 감각을 통해 정보를 수집하고, 그 정보에 따라 만들어진 생체정보프로그램은 다시 생명체에 전달된다.

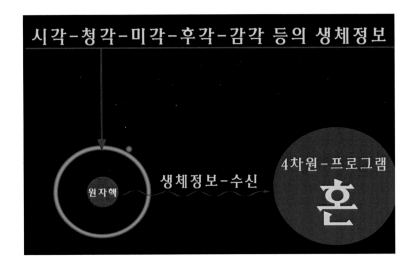

위 이미지는 생체정보가 4차원 프로그램인 혼(생체정보프로그램)에 전달되는 모습을 상징적으로 보여주고 있다.

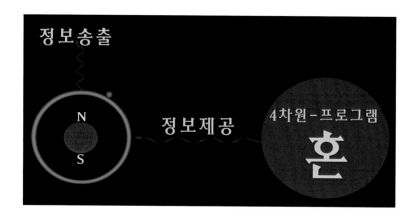

위 이미지와 같이, 수집된 정보에 따라 만들어진 생체정보프로그램은 다시 생명체에 전달된다. 혼은 프로그램 정보를 원자에 전달하며, 그 정보는 원자에서 전자기파 파장으로 송출된다. 이는 무전기에서 전파를 송출하는 것과 같다고 할 수 있다.

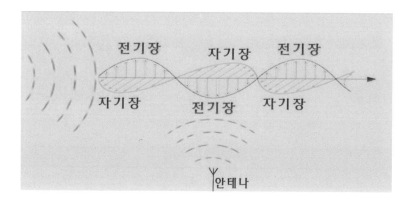

이 이미지는 안테나에서 송출되는 전파와 전자기파를 보여주고 있다. 안테나에서 송출되는 전자기파와 인체세포에서 방출되는 전자기파는 동일하다. 그 발생원과 정보가 다를 뿐이다.

원자는 신체정보를 송수신하는 안테나로, 혼과 생명체를 하나의 유기체로 이어주는 매개체와 같다.

무전기는 양전기와 음전기를 가진 전기를 통해 전파를 발생시킨다. 원자도 양전기와 음전기를 가진 하전입자들을 통해 파장 및 파동에너지를 발생시킨다.

각종 정보를 송수신하는 원자들은 인체를 통해 네트워크를 형성하고 있는 안테나인 것이다. 그리고 그 파장이 거짓말 탐지기에 나타날 정도로 확장되기도 한다. 원자를 통해 발현된 정보파장이 온몸의 피부를 통해서도 나타나는 것이다. 그러므로 인체 전체가 안테나와 같다고 할 수 있다.

이 파장 및 파동에너지는 인체를 비롯한 모든 유기물에서뿐만 아니라 무기물질에서도 나타난다. 식물에서도 인체와 동일한 파장이 나타나는 것은 그런 이유에서이다.

가장 중요한 것은, 원자로부터 송출되는 이 파장이 언어라는 것이다. 그것도 국적에 관계없이, 또 생명 및 물질의 종류에 관계없이 세상 만물의 공용어인 것이다.

식물뿐만 아니라 물과 같은 무기물도 인간의 언어와 소통한다는 것이 많은 실험을 통해 입증되었다. 그리고 그것들은 여러 나라의 언어에도 동일한 반응을 나타냈다. 식물들은 인간의 생각까지도 정확히 읽어내고 자기 의사를 나타냈다. 이는 인간이 생각하고 있는 정보를 식물이 수신하고 그에 따라 반응한 것이다.

즉, 인간의 생각 정보는 원자에 전달되고 그것은 전기적 작용을 통해 파장으로 송출되어 해당 식물이 그 정보파장을 수신하고, 그 정보의 내용에 따라 반응했다고 볼 수 있다.

그 정보는 곧 에너지이다. 그러므로 진공을 이루고 있는 미립자들에도 관찰자의 생각·의식정보와 함께 에너지를 제공할 수 있다. 이스라엘 와이즈만 연구소의 실험에서 확인된 '관찰자 효과'가 그 진실을 증명했다.

1998년 양자물리학 분야에서 최고의 권위를 자랑하는 이스라엘 와이즈만 과학원 실험 결과에 의하면, 관찰하는 사람이 바라보는 미립자는 고체 알갱이처럼 움직이지만 그렇지 않은 미립자는 물결처럼 움직였다고 한다.

이것을 발견한 과학자들은 소스라치게 놀랐다. 미립자의 운동성은 관찰하는 사람의 생각에 따른 결과물이었기 때문이다.

양자물리학자인 울프 박사는 그 '관찰자 효과'를 '신이 부리는 요술'이라 부르고, 미립자와 에너지로 가득한 우주 공간을 '신의 마음'이라고 하였다.

세계적인 물리학 전문지 「물리학 세계(Physics World)」에서는 와이즈만 연구소의 그 실험을 '인류 과학 역사상 가장 아름다웠던 실험'으로 선정했다.

그럼 어떻게 이런 일이 가능할까?

인간의 의식은 인체세포를 이루고 있는 원자에서 파동으로 발현되고, 그 파동은 뇌파로 확장되어 그 정보에 따른 신경전달물질이 생성된다.

아울러 관찰자의 의도에 따라 인체세포를 이루는 원자에서 발현된 정보에너지파동은 진공을 이루고 있는 미립자들에 전달되면서 그에 따른 결과가 나타난 것이다. 이와 같은 현상은 식물을 통한 많은 실험들에서도 확인되었다.

인체를 이루고 있는 세포를 쪼개면 분자가 나오고, 분자를 쪼개면 원자가 나오는데, 그 원자에서는 전자기파가 방출된다. 그 전자기파에는 정보가 있다. 그래서 그 정보파동은 분자로 확장되고 세포로, 뇌파로 확장되어 행동으로 나타나기도 한다. 또 그 정보파동이 식물에게 전달이 되면 그 정보에 따른 결과가 나타나기도 한다.

분노하는 마음으로 식물을 대하면 그 식물이 두려움을 느끼기도 하고, 병들어 시들기도 하는 것이다. 이런 현상은 많은 사람들의 실험을 통해 입증되었다.

그런즉, 꽃이 잘 피지 않는다고 하는 행운목도 지극한 사랑으로 간절히 소망하면 꽃을 피울 수 있을 것이다. 실제로 필자의 연구실에서 두 그루의 행운목이 연이어 꽃을 피우기도 했다.

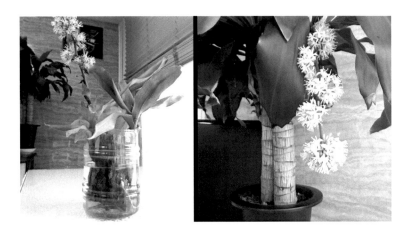

위의 사진은 필자의 연구실에서 연이어 꽃을 피운 행운목들의 모습이다.

지금까지 사람들은 희로애락을 느낄 수 있는 감정은 만물의 영장인 인류에게만 있다고 여기며 식물은 아무런 감정이 없는 하등생물로 여겼다.

하지만 가인클리브 백스터는 우연한 실험을 통해 식물에게도 감정이 있다는 사실을 발견했다. 백스터는 미국 CIA에서 근무한 거짓말 탐지기 전문가였다.

1966년 2월 2일, 그는 뉴욕에 있는 실험실에서 키우던 행운목 화분에 물을 주다가 직업적 호기심이 발동했다. 물을 주었을 때, 그 식물이 어떻게 반응하는가를 확인하고 싶었던 것이다.

아주 엉뚱한 발상이라고 할 수도 있겠지만, 식물도 생명체로서 자기 나름대로의 어떤 반응을 보일 것이라는 예감이 들었다. 그래서 그는 물을 듬뿍 부어준 행운목 잎에 거짓말 탐지기의 전극을 연결했다.

그랬더니 거짓말 탐지기는 하향 곡선을 나타냈다. 사람이라면 기분이 아주 좋아질 때 나타나는 곡선이었다. 사람의 피부에 거짓말 탐지기를 설치하면 이와 같은 현상을 볼 수 있다.

뇌세포에서 발생하는 생체정보 파동에 따라 신경전달물질이 생성되듯이, 인체에서 발생하는 파동에는 그 사람의 심리 정보가 포함되어 있기 때문이다.

그런즉, 물을 듬뿍 받아먹은 식물이 사람과 똑같은 심리적 반응을 나타내는 것이었다. '갈증이 나던 차에 물을 실컷 먹어서 아주 기분이 좋다'는 정서의 반영이었다.

백스터는 그 식물의 반응을 보고 깜짝 놀랐다. 그리고 그의 호기심은 더욱 커졌다. 그 행운목이 자기 신변의 위험까지도 느끼고 반응할 수 있는지를 알아보고 싶었던 것이다.

백스터는 행운목 잎을 불로 태워보기로 했다. 그는 담배를 피우지 않아 성냥이 없었기 때문에 비서의 탁자 위에 있는 성냥을 가져

오려고 생각했다.

그러자 행운목 잎에 설치된 거짓말 탐지기의 지표가 즉시 격렬히 반응했다. 단번에 상승곡선을 나타내며 끝까지 올라갔다. 극도의 공포를 나타낸 것이다. 아직 성냥을 가져오지도 않았는데 그 행운목은 백스터가 무엇을 생각하는지를 안 것이다.

그는 성냥을 가져왔다가 생각을 바꾸어 성냥을 원래 위치에 도로 가져다놓았다. 그러자 탐지기의 곡선이 서서히 내려오기 시작했고, 점차 실험 전 상태를 회복했다. 마치 사람이 생명의 위협에서 벗어나 안도하는 것처럼 말이다.

이와 같은 현상은 인간의 생각·의식정보가 생체파동으로 변환되고, 그 파동에너지가 식물에 전달되었기 때문이다. 인체 세포에서는 끊임없이 전자기파를 방출하는데, 그 생체파동에는 의식정보가 있다. 무전기에서 송출되는 전파에 정보가 있는 것과 같다.

사람의 세포는 간세포, 장세포, 뇌세포, 혈액세포 등 장기별로 구분되는데, 그 장기들마다 고유 파동을 가지고 있다. 이는 장기들의 세포를 이루고 있는 원자에 제공되는 생체정보프로그램이 각기 다르며, 그 정보에 따라 파동에너지가 발현된다는 것을 의미한다. 그리하여 한의학에서는 각 장기의 고유 파동을 맥진단법을 이용하여 감지한다. 즉, 맥진단법을 통해 인체의 어느 부위에 병이 생겼는가를 판독하는 것이다.

생체정보를 송수신하는 원자들이 모여 분자를 이루고 있으며, 세포의 DNA 염기들은 원자들의 결합체인 분자들로 구성되어 있다. 혼에서 제공되는 생체정보가 원자를 통해 세포의 DNA에 전달되는 것이다.

그런즉, DNA는 정보 보관 및 저장소와 같다. DNA를 통해 일부 생체정보를 판독할 수 있는 것은 그런 이유 때문에 가능한 것이다.

인간게놈지도를 완성했다는 것은 DNA를 구성하는 31억 쌍의 염기서열을 밝혔다는 것을 의미한다. 그 모든 염기에 생체유전 정보가 보관된 것은 아니고, 약 3만개에 달하는 특정 염기들에만 저장되어 있다. 이는 염기들의 역할 및 기능이 서로 다르다는 것을 의미한다. 염기들은 세포를 통해 네트워크로 연결되어 있고, 서로 정보를 공유하고 있다. 생체정보프로그램인 혼으로부터 제공된 정보는 원자에서 파장 및 파동에너지로 발현되고, 그 원자의 결합체인 분자들로 구성된 DNA 염기들은 세포를 통해 네트워크를 이루고 있는 것이다.

독일의 생물물리학자 포프(F. A. Popp)는 DNA를 연구하는 과정에서 DNA로부터 생체광자가 방사된다는 사실을 발견하였는데, 광자는 곧 전자기파이다. DNA로부터 생체정보를 가진 파장이 방사되는 것이다.

대안의학의 세계적 권위자이자 「타임」지와 「뉴스위크」지에서 20세기 100대 인물로 선정한 디팩 초크라 박사는, 유전학자들은 DNA라는 분자 자체에 정보가 들어 있다고 주장하지만 그것은 양자 물리학이 없었던 시절에 막연히 그렇게 생각했었던 것에 불과하다며 지금까지도 그렇게 생각하는 것은 큰 잘못이라고 하였다. 왜냐하면 DNA도 입자와 파동의 이중 구조로 되어 있기 때문이다. 정보는 DNA의 입자에 들어 있는 것이 아니라, DNA의 정보에너지장에 들어 있기 때문이다. 그런즉, 생체정보는 DNA에 들어 있는 것이 아니라, 정보에너지장이라 불리는 혼에 있는 것이다.

정보에너지장인 혼으로부터 원자에 어떤 정보가 전달되고, 그곳에서 어떤 파장 및 파동에너지를 송출하는가에 따라서 그 정보를 수신한 생명 및 물질에 결정적 영향을 미치게 된다.

'사랑'이라고 쓴 병에 채워진 물은 썩지 않고 양파를 싹틔우는 반면에, '불쾌'라고 쓴 병에 채워진 물은 금방 썩으며 그 병에 담겨진 양파를 '사망'시키듯이 말이다.

우리 인체에서는 새로운 세포들이 계속 생겨나는데, 전자파나 수맥파와 같은 외부 파장에 의해 생체파동이 교란되면 그 왜곡된 생체정보에 의해 변이된 세포가 생겨나면서 암과 같은 질병의 근원이 되기도 한다.

정보에너지장인 혼에서 건강한 생체정보를 제공한다고 해도, 전자파나 수맥파와 같은 외부 파장에 의해 생체파동이 교란되면 그 왜곡된 생체정보대로 변이된 암세포가 생겨나고, 또 여러 질병의 근원이 되는 것이다.

세포가 재생된다는 것은 세포 DNA를 구성하는 분자가 재생된다는 것이며, 분자가 재생된다는 것은 그 분자를 구성하고 있는 원자가 재생된다는 것이다. 그리고 원자가 재생된다는 것은 원자에 재생 프로그램이 제공된다는 것이다.

그 생체정보프로그램을 제공하는 주체는 4차원 프로그램인 혼이다. 이 순리적인 원리를 알면 생로병사의 진실을 깨닫게 된다.

생명 프로그램에는 본성·본능뿐만 아니라 생체정보까지도 모두 들어 있다.

따라서 그 프로그램에서 제공하는 생체정보에 따라 체세포에서는 생체파동이 생겨나고, 그 파동은 뇌파로 확장되며, 그 생체정보에 따른 신경전달물질을 생성하게 된다. 한 개의 신경세포는 수천, 수만 개의 신경세포들과 서로 정보를 주고받는데, 그 정보는 생명체들의 생존활동으로 나타난다. 신경전달물질은 바로 그 정보를 전달하는 물질이다.

그러므로 갓 태어난 새끼 거북이의 뇌에는 아직 아무런 정보가 입력되지 않았지만, 그 생명체는 자기 생체정보프로그램대로 지어졌기 때문에 그 프로그램에서 제공하는 정보에 따라 신경전달물질이 생성되고 그것이 새끼 거북이의 본성·본능적 생존활동으로 나타나는 것이다. 지금 우리가 움직이며 활동하는 것도 바로 그 신경전달물질에 의해 이루어진다.

우리에게 정말 중요한 것은 자기주장을 위한 이론 따위가 아니라, 실제 우리 두 눈으로 똑똑히 확인할 수 있는 물리적 증거이다. 이 진실에 대해 물리적 증거로 반론할 과학자가 지구상에 단 한 명이라도 있는가?

단 한 명도 존재하지 않는다!

안타깝게도 아직 현대의학은 이 생체정보프로그램의 실체를 알지 못한다. 이제 현대의학은 생명세포 및 물질을 이루고 있는 원소들로부터 방출되는 정보에너지와 생체정보프로그램에 대해 관심을 가져야 한다. 바로 여기에 생명의 근본이 있기 때문이다. 코로나바이러스 대재앙에서 지금 당장 벗어날 수 있는 방법도 바로 여기에 있기 때문이다. 더군다나 지금은 코로나바이러스로 인한 대재앙으로부터 우리 국민들의 소중한 생명과 건강을 보호하고 무너진 경제를 살리기 위해 조금의 가능성이라도 있다면 무엇이든 시도해야 하는 비상시국이기 때문이다.

동물실험 결과

동물이나 식물도 생명체이므로 생체정보프로그램이 존재하며, 그 생체정보프로그램 조정도 가능하다. 과학은 냉철한 고찰과 이성을 기반으로 하는 바, 이 진실을 증명하기 위한 많은 실험 결과들이 있다.

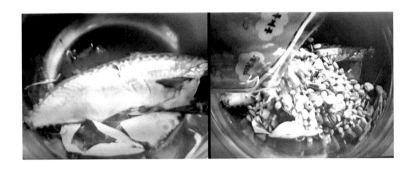

왼쪽 사진은 고등어를 부패시킨 것이고, 오른쪽 사진은 햄스터 사료를 부패된 고등어 위에 쏟는 모습이다. 식중독균을 배양하고 독성물질을 만들어내기 위해서였다. 필자는 이 식중독 사료를 햄스터들에게 섭취시켰다.

쥐보다 햄스터가 더 인간과 비슷한 체질 조건을 갖고 있다. 또 전세계에서 햄스터를 통해 코로나19 바이러스 백신개발 실험을 진행하고 있다. 필자도 햄스터로 실험을 진행했다.

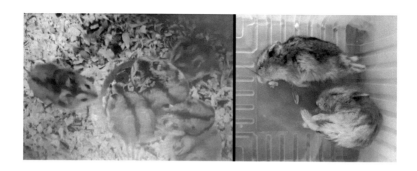

  왼쪽 사진은 식중독 사료를 먹는 햄스터들이고, 오른쪽 사진은 2마리의 햄스터가 죽은 모습이다. 식중독으로 죽은 것이다.

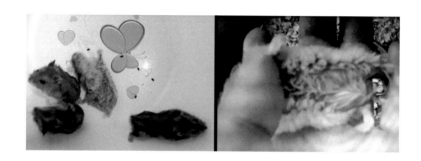

  왼쪽 사진에서 넘어진 햄스터의 배가 흥건히 젖은 것은 배설물에 의해서이다. 그리고 햄스터들의 등에서 많은 땀이 배출되어 고슴도 치처럼 보이기도 한다. 오른쪽 사진은 흥건히 젖은 햄스터의 배 모습이다.

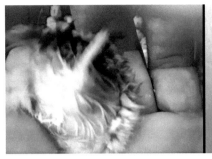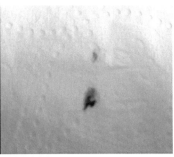

　왼쪽 사진에서 보듯이 햄스터의 꼬리와 항문 주위가 배설물에 의해 흥건히 젖어 있다. 오른쪽은 햄스터가 배설한 피똥의 모습이다.

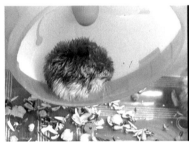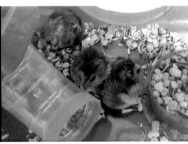

　왼쪽 사진과 같이 햄스터들은 털이 모두 젖을 정도로 너무 많은 땀을 흘려 고슴도치 모양이 되었다. 오른쪽 사진의 햄스터들은 털이 마르며 회복되는 모습이다. 식중독에 걸린 햄스터들의 몸을 이루고 있는 생체정보프로그램을 조작하여 치유하기 시작한 것이다.

　　　　인체를 백신생산 공장으로 만들 수 있다

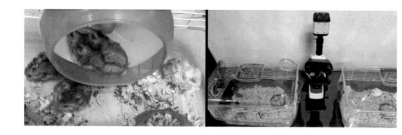

　왼쪽 사진은 치유 3일 후의 모습이다. 햄스터들의 털이 말라 있고 배의 털도 말라 있다. 구석에 누워 배를 보여주는 햄스터의 모습이 귀엽다.

　오른쪽 사진은 함께 실험한 흰 햄스터들 6마리의 모습이다.

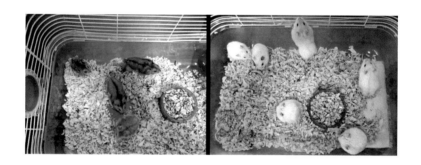

　왼쪽은 치유된 햄스터들의 모습이며, 오른쪽은 식중독균에 감염되지 않은 흰 햄스터들의 모습이다. 두 그룹의 햄스터들에게 똑같이 식중독 사료를 섭취시켰음에도, 흰 햄스터들은 식중독균에 감염되지 않았다.

　그 이유는 흰 햄스터들의 몸에 미리 치유정보를 입력시켜 햄스터들의 몸을 치유 백신으로 만들었기 때문이다. 즉, 흰 햄스터들의 몸을 이루고 있는 생체정보프로그램을 조작하여 햄스터들의 몸을 치유백신으로 만든 것이다.

　그리고 식중독에 걸렸으나 죽지 않고 살아남은 4마리의 햄스터들의 몸에도 치유정보를 입력시켜 회복시킬 수 있었다. 약을 전혀 쓰지 않고도 햄스터들의 몸을 치유백신으로 만들어 회복시킨 것이다.

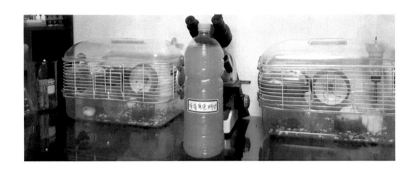

　위 사진의 왼쪽 케이지에는 흰 햄스터 5마리가 있고, 오른쪽 케이지에는 흰 햄스터 6마리가 있다. 가운데의 병에는 팽이버섯을 부패시키며 배양한 식중독균이 들어 있다. 미국에서 한국산 팽이버섯 식중독 감염으로 여러 명이 사망했는데, 그 식중독균을 햄스터들에게 섭취시킨 것이다.

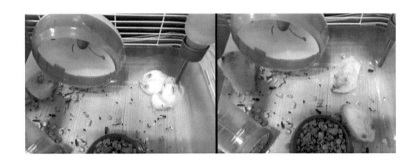

　이 사진들은 식중독균이 배양된 음료를 마시는 햄스터와, 뒤로

누워 잠을 자는 햄스터의 모습을 보여주고 있다. 앞서 실험한 햄스터들은 배설물로 배의 털이 흥건히 젖었지만, 이 햄스터들은 전혀 설사를 하지 않았다.

이 햄스터들의 몸을 미리 치유 백신으로 만들었기 때문에 식중독균에 감염되지 않은 것이다. 고등어를 부패시킨 식중독 사료도 먹여 보았지만, 역시 식중독에 걸리지 않았다.

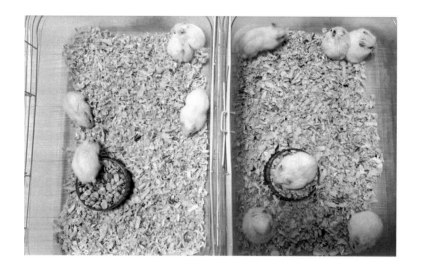

위 사진에서 보듯이 양쪽 햄스터들 모두 식중독균에 감염되지 않고 매우 건강한 모습이다. 이처럼 생체정보프로그램 조정으로 동물들의 몸도 치유 백신으로 만들 수 있다.

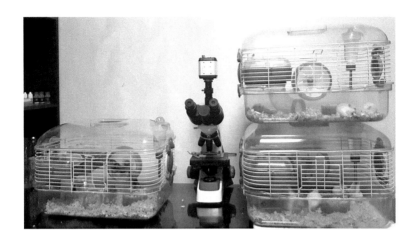

　위의 사진은 실험에 참여한 15마리의 햄스터들인데 모두 건강한 모습이다.

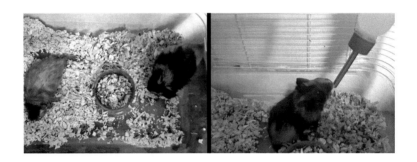

　왼쪽 사진은 식중독균에 감염되어 죽은 기니피그와 아직 살아있는 기니피그의 모습이고, 오른쪽 사진은 식중독균을 배양한 음료를 마시는 기니피그의 모습이다.

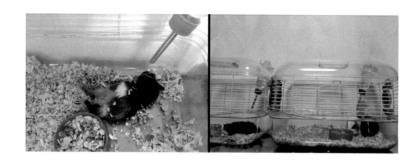

　　왼쪽 사진은 식중독균에 감염되어 죽기 직전의 기니피그가 뒤척이는 모습이고, 오른쪽 사진에서는 왼쪽에 이미 죽은 기니피그가 있고 오른쪽은 식중독균에 감염되지 않은 기니피그 2마리의 모습이다.

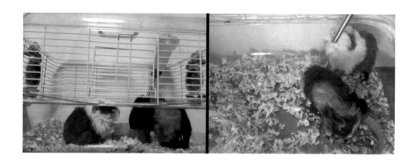

　　왼쪽 사진에 식중독균이 배양된 음료가 보인다. 오른쪽 사진의 기니피그가 그 식중독균 음료를 마시고 있다.하지만 이 기니피그들은 식중독균에 감염되지 않았다. 생체정보프로그램 조정으로 이 기니피그들의 몸에 항체가 형성되어 있었기 때문이다.

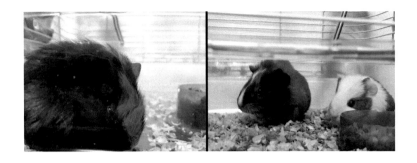

　왼쪽 사진은 식중독균에 감염된 기니피그이고, 오른쪽 사진은 항체가 형성되어 식중독균에 감염되지 않은 기니피그들이다.이 기니피그들에게 식중독균이 배양된 음료뿐만 아니라 고등어를 부패시켜 만든 사료도 섭취시켰지만 이처럼 식중독에 감염되지 않고 건강한 모습이다. 역시 생체정보프로그램 조정으로 이 기니피그들의 몸에 항체가 형성되어 있기 때문이다.

식물(양파)실험 결과

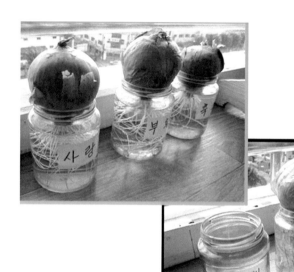

위의 사진을 보면 '사랑', '부활', '축복'이라고 쓴 병의 물은 맑은 상
태를 유지하고 있지만 '사망', '짜증'이라고 쓴 병의 물과 뿌리는 썩은
상태이다.

불쾌라고 쓴 병의 양파는 먼저 죽어버렸기 때문에 치운 상태이다.

아래 사진이 '불쾌'라고 쓴 병의 양파 모습이다.

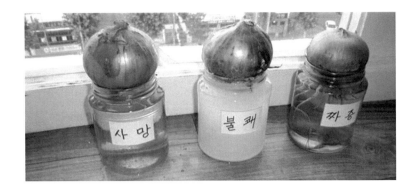

위 사진에서 보는 바와 같이 '불쾌'라고 쓴 병의 양파가 썩은 체액을 쏟아내면서 병 밖으로 썩은 물이 흐르며 병에 쓴 글자대로 불쾌한 냄새를 풍겼다.

더욱 신기한 것은 부활이라고 쓴 병 밑바닥에 아주 영롱한 빛을 내는 다섯 개의 구슬이 생긴 것이다.

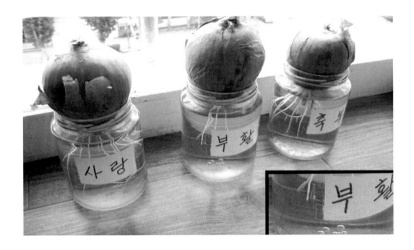

사진에서 부활이라고 쓴 병에 채워진 물의 밑바닥에 구슬이 생긴 것이 보인다. 아래의 작은 사진은 그 구슬의 모습을 확대한 것이다.

인체를 백신생산 공장으로 만들 수 있다

어떻게 물에 이와 같이 공기 방울이 생길 수 있을까?

이 물방울 구슬은 양파 뿌리가 밑바닥에 내려올 때까지 오랫동안 없어지지 않았다. 그리고 양파 뿌리가 그 구슬을 먹어치운 듯이 없어졌다.

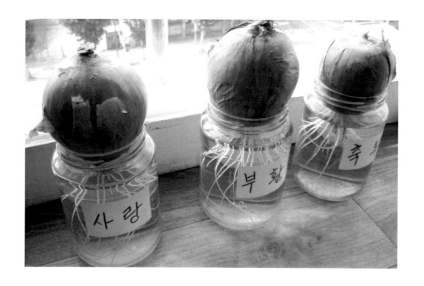

위 사진에서 보듯이 물방울 구슬 1개가 사라졌다.

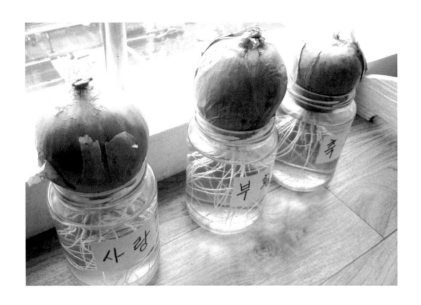

위 사진처럼 가운데의 물방울 1개만 남았다. 마치 양파 뿌리가 먹어치운 듯이 말이다. 참으로 신기한 일이 아닐 수 없다.

이처럼 뇌가 없는 식물도 제공된 정보에 따른 결과를 나타낸다.

반대의 실험 결과도 있다. 실험을 진행하는 관찰자에 따라 반대의 결과도 있는 것이다.

그 이유는 뭘까?

그 답을 얻기 위해서는 실험 대상인 식물과 물 존재의 정체성을 알아야 한다. 식물도 생체정보프로그램이 물질로 형상화된 생명체이다.

생체정보프로그램을 혼이라고 한다. 혼은 상대성을 갖고 소통을 한다. 생명체에 생체정보프로그램이 존재한다면, 물질에는 정보에너지장이 존재한다.

그런즉, 물질의 정보에너지장도 혼이다.

물에 어떤 글자를 보여주면, 그 글자의 내용과 소통을 한다. 어떤 나라의 언어로 정보를 제공하든 물은 그 내용을 정확히 알아듣고 때로는 그 내용에 따른 결정체를 만들어낸다. 인간은 외국어를 모두 알아들을 수 없는 반면, 물은 다 알아듣는 것이다.

그런즉, 식물의 생체정보프로그램인 혼과 물질의 정보에너지장인 혼은 인간의 의식과도 소통할 수 있다. 인체에서 방출되는 생체파동 주파수에는 생체정보뿐만 아니라 그 사람의 의식정보까지 포함되어 있기 때문이다.

양파로 진행한 실험에서 관찰자에 따라 다른 결과를 낼 수 있는 것은 그 실험을 진행하는 관찰자의 지식 및 의식 수준이 다르기 때문일 것이다. 물질도 상대적 반응을 나타내며 아무에게나 순종하지 않는 것이다. 이것 역시 매우 중요한 문제이다.

04

생체파동 주파수가 생사를 결정한다

인체에서 방출하는 생체파동은 곧 주파수인데, 그 주파수에는 생체정보뿐만 아니라 의식정보까지 포함되어 있다. 그래서 생체파동을 분석하여 질병을 진단할 수 있을 뿐만 아니라, 거짓말 탐지기의 원리로도 사용할 수 있다.

생체파동의 발원지를 추적하면 체세포가 나오고, 그 세포를 쪼개면 분자가 나오고, 또 그 분자를 쪼개면 원자가 나오고, 또 그 원자 안을 들여다보면 핵이 끊임없이 회전하며 전자기파를 방출한다.

이 전자기파가 곧 생체파동 주파수인데, 바로 여기에 생체정보뿐만 아니라 의식정보까지 포함되어 있다. 아울러 이 주파수의 정보에 따라 다양한 현상이 나타난다.

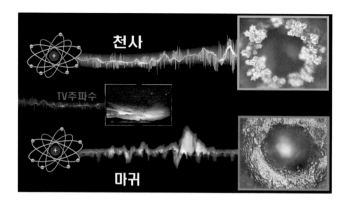

위 이미지에서 확인할 수 있듯이 주파수 정보는 TV 화면에만 나타나는 것이 아니라 물의 결정체에서도 나타난다. 천사라는 글자를 보여준 물은 천사의 면류관 같은 결정체를 나타내고, 마귀라는 글자를 보여준 물은 무저갱과 같은 결정체를 나타낸 것이다. 성경에서 귀신이 예수에게 무저갱에만 넣지 말아 달라고 간청했는데, 그 무저갱과 같은 결정체를 나타낸 것이다.

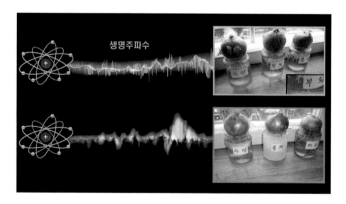

위 이미지에서 보듯이 주파수 정보에 따라 생명체의 생사가 갈리기도 한다.

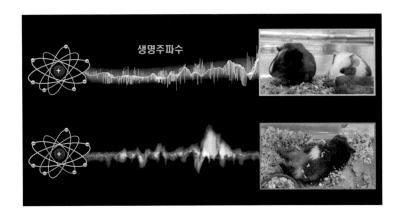

위의 이미지 역시 주파수 정보에 따라 생명체의 생사가 결정된다는 것을 보여준다. 치유정보를 입력시킨 기니피그는 식중독균이 배양된 사료를 섭취하고도 감염되지 않고 살았지만, 치유정보를 입력시키지 않은 기니피그는 식중독균에 감염되어 죽은 것이다.

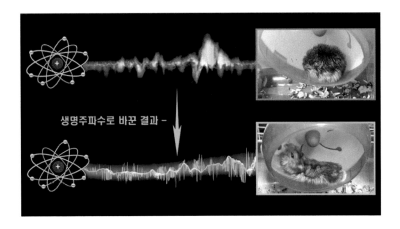

위 사진의 햄스터는 식중독균에 감염되었다. 털이 온몸에서 쏟아낸 땀으로 젖어 고슴도치 모양이 되었다. 그리고 근육까지 마비되어 죽기 직전이었다. 하지만 이 햄스터는 치유정보 파동으로 회복되어

신나게 쳇바퀴를 돌렸다.

어떻게 이런 현상이 가능할까?

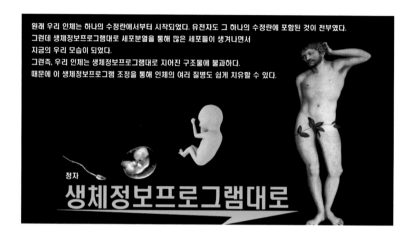

원래 우리 인체는 하나의 수정란에서부터 시작되었다. 유전자도 그 하나의 수정란에 포함된 것이 전부였다. 그런데 생체정보프로그램대로 세포분열을 통해 많은 세포들이 기하급수적으로 생겨나면서 지금의 우리 모습이 되었다. 그런즉, 우리 인체는 생체정보프로그램대로 지어진 구조물에 불과하다.

생체정보프로그램은 인체의 오감(시각·청각·후각·미각·촉각)을 통해 정보를 수집하고, 그 정보로 만들어진 프로그램을 인체에 다시 전달한다. 우리 인체 세포를 이루고 있는 원소들에서 방출되는 파동 주파수에는 그 프로그램 정보가 있는 것이다.

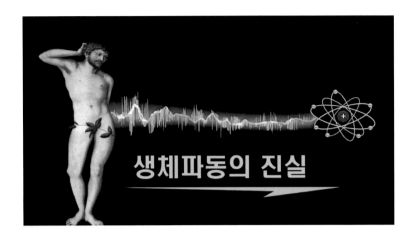

이 생체파동 주파수를 바꿀 수 있다.

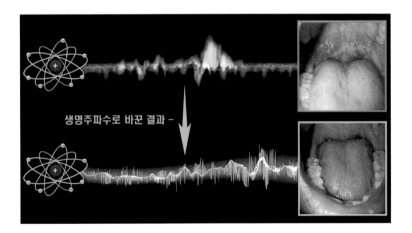

위의 이미지에서 보듯이 환자 체세포의 원소들에서 방출되는 생체파동 주파수를 치유정보로 바꾸면 이와 같은 치유 결과를 얻을 수 있다. 이 말기 에이즈 환자의 면역 수치는 완전히 바닥이 난 상태였음에도, 이 환자의 세포를 이루고 있는 원소들에서 방출되는 생

체파동 주파수를 치유정보로 바꾸어 이와 같은 치유 결과를 얻을 수 있었다.

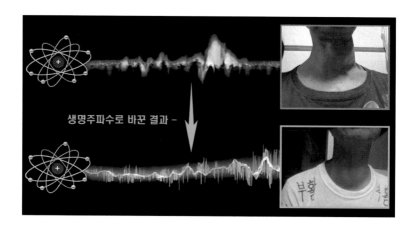

위의 이미지에서 위 사진은 갑상선 종양으로 목이 굵어진 모습이고, 아래 사진은 갑상선 종양이 회복된 모습이다.

이 환자는 혈관이 막혀 목을 움직이지 못하는 상태였는데, 병원에 갔더니 3개의 칩을 혈관에 넣어야 하며 칩 1개당 100만 원 이상이라는 답을 들었다고 한다. 그런데 환자의 체세포를 이루고 있는 원소들에서 방출되는 생체파동 주파수를 치유정보로 바꾸어, 수술을 하지 않고 완치가 되었다.

그리고 환자는 귓속에 무좀균이 있어서, 무려 40년 동안이나 귓속이 가려워 잠을 제대로 이루지 못했다고 했다. 무좀이라면 발에만 생기는 줄 알았는데, 귓속에도 무좀이 생긴다는 것은 처음 안 사실이기도 했다. 그 무좀은 치유를 시작한 지 3일 만에 사라졌다.

이것 역시 인체 세포를 이루고 있는 원소들에서 방출되는 생체파동 주파수를 치유정보로 바꾸어서 얻은 치유 결과이다.

05

정보 파동의 과학적 증거

물이 담긴 병에 적힌 글자 내용에 따라 물은 상반된 결정체를 나타냈다. 이처럼 물의 결정체를 바꿀 수 있는 에너지는 인체에서 치유 현상으로 나타나기도 한다. 그럼 이 에너지의 실체는 무엇일까?

우리 생명은 우주에서 왔으므로 생명현상의 진실을 알기 위해서는 우주에 대한 지식이 필요하다. 그런즉, 인체를 이루고 있는 원소들의 기원을 추적하면 진공 입자가 나온다. 우주 만물은 진공에서 왔기 때문이다.

그 증거가 블랙홀에 있다. 분명 블랙홀은 진공이다. 하지만 그 진공의 밀도는 1㎤당 180억 톤 정도로, 블랙홀 진공은 엄청난 무게를 갖고 있다.

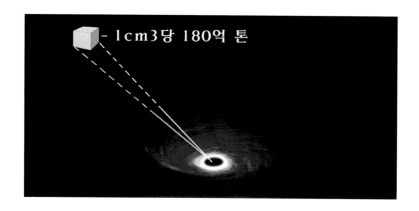

이처럼 블랙홀에 밀도와 무게가 있다는 것은, 다시 말해 반드시 그 무게의 실체가 있다는 것이다. 그 무게의 실체는 원자를 이루고 있는 입자들이 붕괴·해체되는 과정에서 광자까지 해체되고 맨 마지막으로 남은 진공입자들이 극단적으로 압축된 것이다. 때문에 블랙홀에는 빛이 존재하지 않으며, 그처럼 엄청난 밀도의 무게를 갖게 된 것이다.

블랙홀은 극단적으로 압축된 진공이다. 그런즉, 우주에는 두 부류의 진공이 존재한다. 압축되지 않은 자연 상태의 우주진공과, 극단적으로 압축된 블랙홀 진공이 존재하는 것이다.

이 진공입자를 원입자라고 한다. 원입자란 물질의 근원으로서 처음이자 마지막 입자라는 뜻이다. 우주진공에서 생겨난 광자, 중성미자, 전자, 쿼크, 양성자, 원자들이 도로 붕괴·해체되고 남은 마지막 원입자들이 극단적으로 압축되면 블랙홀이라고 하는 진공이 된다.

우주만물은 이 원입자들이 결합하고 더해지며 진화된 결과로 나타난 것이다. 우주질량의 무게 역시 이 원입자들이 결합하며 더해진 결과로 나타난 것이다.

블랙홀이 생겨난 과거를 추적하면, 블랙홀 진공입자들로 해체되기 이전의 광자가 있었고, 또 그 광자들로 해체되기 이전의 중성미자가 있었고, 또 그 중성미자들로 해체되기 이전의 전자가 있었고, 그 전자들로 해체되기 이전의 쿼크입자가 있었고, 또 그 쿼크입자들로 해체되기 이전의 원자가 있었다.

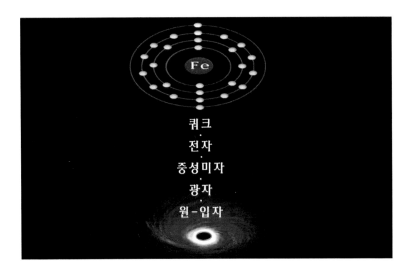

위 이미지는 원자가 붕괴되며 블랙홀 진공이 되기까지의 과정을 상징적으로 보여주고 있다. 블랙홀에 빛이 존재하지 않고 엄청난 밀도의 무게를 갖는 것은 원자가 붕괴되는 과정에서 광자까지 해체되고 마지막으로 남은 원입자들이 극단적으로 압축되어 있기 때문이다.

이제 우리는 이 세상 모든 과학자들에게 질문해야 한다. 그리고 그들은 답변해야 한다.

"블랙홀이 1㎤당 180억 톤이 된다는 것은, 그 무게의 실체가 있다

인체를 백신생산 공장으로 만들 수 있다

는 것이다. 이 진실에 물리적 증거로 반론할 수 있는가?"

"블랙홀에 빛이 존재하지 않는 것은, 원자가 해체되는 과정에서 광자까지 해체되었기 때문이다. 이 진실에 물리적 증거로 반론할 수 있는가?"

"블랙홀이 1㎤당 180억 톤이 되는 것은, 원자가 해체되는 과정에서 광자까지 해체되고 맨 마지막으로 남은 입자들이 극단적으로 해체되었기 때문이다. 이 진실에 물리적 증거로 반론할 수 있는가?"

과학은 냉철한 고찰과 이성을 기반으로 한다. 따라서 과학자들은 이 질문에 대답해야 한다. 만약 어떤 과학자가 '아인슈타인이나 스티븐 호킹이 그런 이론을 내놓지 않았기 때문에 인정할 수 없다'고 한다면, 그는 지체장애가 있는 환자에 불과할 것이다. 자기 뇌를 가지고 아무것도 판단할 수 없으니 말이다. 이처럼 과학자의 탈을 쓴 지체장애인들 때문에 발생하는 경제적 피해는 무려 수백조원 이상에 이른다.

일반 진공을 이루고 있는 원입자들의 질량은 측정할 수 없다. 하지만 블랙홀 진공을 이루고 있는 원입자들의 질량은 1㎤당 180억 톤 정도로 분명히 나타난다. 이처럼 원입자에는 분명히 질량이 있다. 이 원입자들이 결합한 광자들로 이루어진 전자기파에도 질량이 있다. 바로 이 질량에 생체정보프로그램을 조작할 수 있는 에너지의 진실이 있다.

이제 우리는 이 진실을 밝혀야 한다. 코로나19 바이러스로 인한 대재앙으로부터 인류를 구하기 위해서라도 반드시 이 진실을 조속히 밝혀야 한다. 이 진실을 밝히면 그 어떤 세균 및 바이러스로부터도 인류의 소중한 생명을 안전하게 지킬 수 있다. 이 진실을 밝히는 것은 인류의 생존과 관련된 매우 중요한 문제이다.

우리 인체는 세포로 이루어져 있고, 세포는 분자로 이루어졌으며, 분자는 원자로 이루어졌다. 이 원자에서 끊임없이 방출하는 전자기파(파동에너지)는 분자로 확장되고 또 세포로 확장되며 또 뇌파로 확장된다. 그리고 그 파동에너지 정보에 따른 신경전달물질을 생성한다.

원자에서 끊임없이 전자기파 에너지를 방출한다는 것은 곧 끊임없이 질량을 방출한다는 것과 같다. 하지만 원자의 질량은 조금도 감소되지 않는다.

그럼 그 이유가 뭘까?

과학은 이처럼 끊임없이 파고들며 진실을 밝히는 것이다.

광자는 곧 빛이며 전자기파이다. 그런즉, 원자에서 전자기파를 방출한다는 것은 곧 질량을 방출하는 것이다.

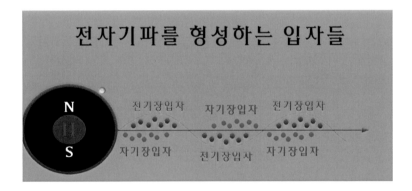

위 이미지는 원자에서 방출되는 전자기파를 상징적으로 보여주고 있다. 이처럼 원자에서 전자기파를 방출한다는 것은 곧 질량을 방출하는 것이다.

원자핵이 끊임없이 회전하며 전자기파를 방출할 뿐만 아니라, 원자의 궤도를 돌고 있는 전자도 끊임없이 회전운동을 하며 전자기파를 방출하는 것이다. 원자의 궤도에서 운행하는 1개의 전자는 약 10억 개의 중성미자들로 이루어져 있고, 중성미자는 광자들로 이루어져 있다. 이 광자들로 전자기파가 이루어져 있다. 따라서 전자가 전자기파를 방출한다는 것은 곧 광자들을 방출하는 것이다.

그렇게 전자는 138억 년 동안 엄청난 양의 광자들을 방출했지만, 그 전자를 이루고 있는 광자들은 전혀 고갈되지 않고 그대로 보존되어 있다.

예를 들어 전자에서 한 시간 동안 전자기파로 방출되는 광자들의 수는 그 전자를 이루고 있는 광자들의 수에 비해 수천 배 이상이나 많지만, 그 전자를 이루고 있는 광자들은 전혀 고갈되지 않고 그대로 보존되어 있다.

그 이유가 뭘까?

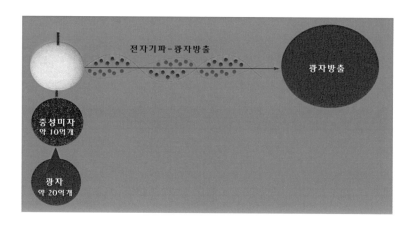

위 이미지는 약 20억 개의 광자들이 결합하여 중성미자가 되고,

약 10억 개의 중성미자들이 결합하여 전자가 되고, 이 전자에서 광자들이 방출되는 모습을 상징적으로 보여주고 있다.

이처럼 전자는 전자기파로 끊임없이 광자들을 방출하고 있지만 이 전자를 이루고 있는 광자들은 고갈되지 않고 그대로 보존되는 것이다.

그 이유는 전자에서 전자기파로 방출되는 광자들은 그 전자를 이루고 있는 광자들이 방출되는 것이 아니라, 진공을 이루고 있는 원입자들이 몰려들며 결합하여 광자 및 전자기파로 방출되기 때문이다.

원자의 대부분은 빈 공간인데, 원자의 지름은 핵의 10만 배 정도에 이른다.

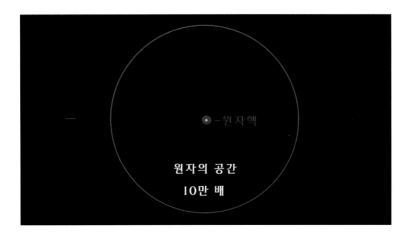

위 이미지는 원자의 빈 공간과 핵의 모습을 상징적으로 보여주고 있다. 여기서 원자의 빈 공간이 야구장 규모로 크다고 가정하면, 핵은 야구공보다도 훨씬 작은 크기밖에 되지 않는다.

그런즉, 원자의 빈 공간은 원입자들로 채워져 있다. 원자의 빈 공

인체를 백신생산 공장으로 만들 수 있다

간은 진공으로 이루어져 있는데, 그 진공은 원입자들로 이루어져 있기 때문이다. 이 원입자들은 에너지를 얻은 만큼 몰려들기 때문에 원자의 빈 공간은 더 크게 확장될 수 있다.

냄비에 물을 끓이면 원입자들이 몰려들며 물 분자를 이루고 있는 원자들을 팽창시킨다. 이것은 물이 부글부글 끓는 현상으로 나타나고, 또 수증기로 나타난다. 이 원리를 이용하여 증기기관차도 달릴 수 있다.

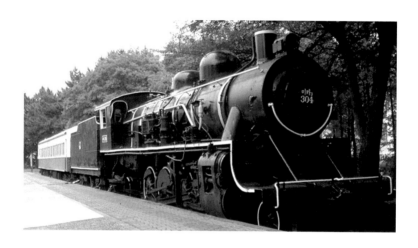

이 증기기관차는 증기의 힘으로 달리는데, 증기는 원입자들이 몰려들며 물 분자를 이루고 있는 원자를 팽창시키는 원리로 생성되는 것이다.

만약 원입자들이 몰려들며 원자를 팽창시키지 않는다면, 물이 끓을 수 없고, 증기도 생겨날 수 없다. 따라서 증기기관차가 달릴 수 없을 뿐만 아니라, 보일러 시설 등도 무용지물이 되고 만다.

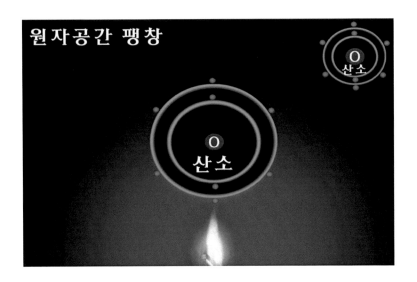

위 이미지는 열에너지에 의해 팽창된 산소원자와, 열에너지를 얻지 못하고 팽창되지 못한 산소원자를 상징적으로 비교하여 보여주고 있다.

이처럼 원입자는 열에너지가 발생하는 곳에 몰리며 원자의 공간부피를 팽창시키는 것이다. 이 원리를 이용하여 열기구를 하늘 높이 띄우기도 한다.

원입자들은 에너지가 있는 곳에 몰리며 결합하여 광자로 변환되기도 한다. 어두운 방안에서 라이터를 켜면 광자들이 가득 생기는데, 이 역시 원입자들이 몰리며 결합하여 광자로 변환되는 현상이다. 그래서 라이터불과 가까운 곳에는 광자들의 밀도가 높게 나타난다. 라이터불과 가까울수록 에너지가 높기 때문에 많은 원입자들이 몰리며 결합하여 광자로 변환되기 때문이다. 그래서 라이터불과 가까울수록 밝은 것이다.

옆의 성화는 요셉의 목수 일을 돕고 있는 소년 예수의 모습을 형상화한 것이다. 촛불과 가까울수록 밝은 것은 광자들의 밀도가 높기 때문이며, 촛불과 멀어질수록 어두워지는 것은 광자들의 밀도가 점점 낮아지기 때문이다. 즉, 촛불과 가까울수록 열에너지가 높기 때문에 많은 원입자들이 몰리며 결합하여 광자로 변환되는 것이다.

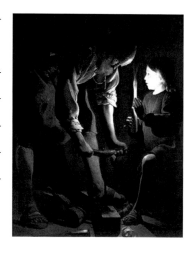

이처럼 원입자들은 에너지가 있는 곳에 몰려들며 결합하는 특징이 있는데, 전자가 회전운동을 하며 이 원입자들을 결합하여 광자로 만들어서 전자기파로 방출하는 것이다. 따라서 전자의 회전운동이 빠를수록 많은 전자기파가 방출된다. 전자의 회전운동이 빠를수록 많은 일을 하기 때문에, 많은 광자들을 생성하기 때문이다.

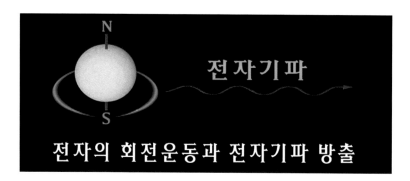

전자의 회전운동과 전자기파 방출

위 이미지는 전자의 회전운동과 전자기파 방출을 상징적으로 보여주고 있다.

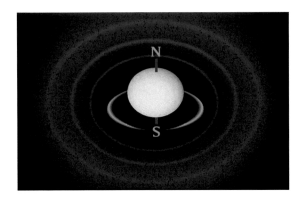

위 이미지는 전자가 회전하며 방출하는 파동에너지와, 원입자들이 몰려들며 결합하여 광자로 변환되는 모습을 상징적으로 보여주고 있다.

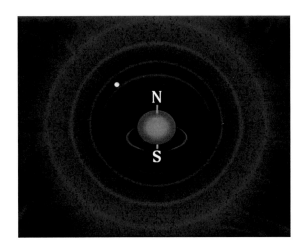

위 이미지는 원자핵과 전자가 회전하며 방출하는 파동에너지와, 원입자들이 몰려들며 결합하여 광자로 변환되는 모습을 상징적으로 보여주고 있다.

이 원입자들은 에너지가 있는 곳에 몰려들며 결합하는 특징이 있기 때문에, 원자는 회전운동을 통해 방출하는 에너지로 원입자들을 결합하여 빛을 내는 광자로 만들어서 전자기파로 방출하는 것이다.

따라서 원자는 끊임없이 전자기파를 방출하면서도 질량이 조금도 감소되지 않는다. 아울러 이 파동에너지 전자기파는 물의 결정체를 바꿀 정도로 강하며, 물을 빨리 썩게 할 수 있을 뿐만 아니라 물이 오랫동안 썩지 않도록 보존할 수 있을 정도로 강하기도 하다.

이 전자기파에는 정보가 있다. 원자에서 방출되는 이 정보 파동에너지는 분자로 확장되고, 또 세포로 확장되고, 또 뇌파로 확장되어 그 정보에 따른 신경전달물질을 생성하는 것이다.

그런즉, 원자는 정보를 기억하고 그 정보 파동에너지를 방출하는 것이다. 그래서 물이 글자의 정보에 따라 결정체를 나타내기도 하는 것이다.

아울러 원자에서 방출하는 이 정보 에너지로 세균 및 바이러스도 소멸시킬 수 있다. 물의 결정체까지 바꿀 정도의 에너지로 세균 및 바이러스도 소멸시킬 수 있는 것이다. 이외에도 많은 질병을 치유할 수 있다.

06

지구를 지키는 원자의 힘

 원자는 우리 눈에 보이지 않는다. 또 우리는 원자에서 방출되는
에너지도 느낄 수 없다. 하지만 원자에서 방출되는 에너지는 지구
생명체 모두를 지킬 수 있을 정도로 강하다. 다만 아직 인류가 모
르고 있을 뿐이다.

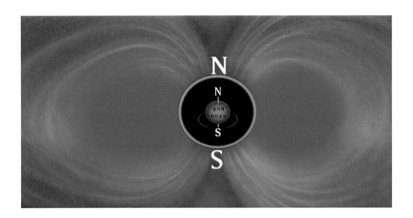

 위 이미지는 원자에서 방출되는 자기장을 상징적으로 보여주고
있다. 이처럼 원자에서 방출되는 자기력이 한 방향으로 향한 물체
가 바로 자석이다. 자석에 충격을 주면 이 원자들의 자기력 방향이
흩어지며 자성을 잃을 수 있다. 하지만 다른 자석을 가까이 갖다 대

인체를 백신생산 공장으로 만들 수 있다

면 흩어진 원자들의 자성이 다시 한 방향으로 편향되면서 본래의
자석이 된다.

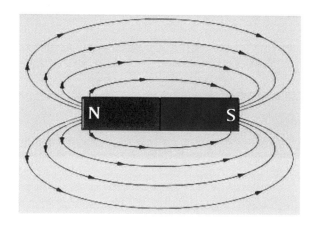

위 이미지는 자석에서 방출하는 자력선(자기장)의 모습을 상징적
으로 보여주고 있는데, 이 자석을 이루는 원자들의 자성이 한 방향
으로 편향된 것이다.

지구의 중심에도 이와 같은 막대자석이 존재하는데, 그 자석에서
방출하는 자력이 지구자기장을 형성하고 있다. 원자에서 방출되는
자기력이 모여 지구를 감싼 자기장이 된 것이다. 바로 이 자기장이
지구의 모든 생명체들을 지키고 있는 것이다.

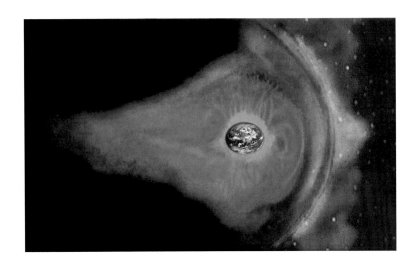

　위 이미지는 태양풍을 막아내는 지구자기장의 모습을 상징적으로 보여주고 있다.

　이처럼 지구자기장이 태양풍을 막아내지 못한다면 지구 생명체는 순식간에 사라지게 된다. 원자에서 방출되는 자기력이 모여 지구 생명체들을 보호하고 있는 것이다.

　이처럼 원자에서 방출되는 에너지는 강하다. 따라서 생체정보프로그램을 조정하면 이 원자에서 방출되는 정보에너지로 우리 인체 건강을 위협하는 각종 세균·곰팡이·바이러스까지도 쉽게 소멸시킬 수 있는 것이다.

　인체를 백신생산 공장으로 만들 수 있다

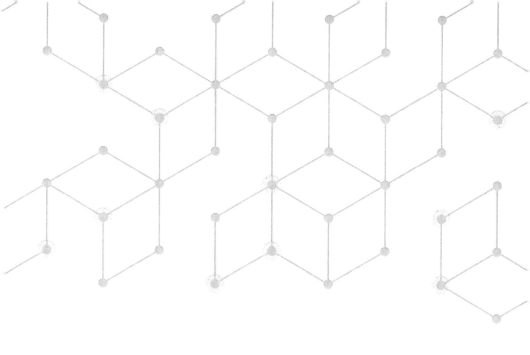

3장

인체에 설계된 우주 시스템의 진실

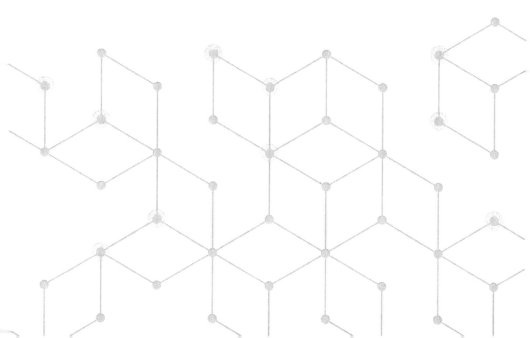

초기우주에 나타난 진실

우리 인체는 세포들로 이루어져 있고 세포는 분자들로 이루어져 있으며, 분자는 원자들로 이루어져 있는데 이 원자 안에 우주 시스템이 설계되어 있다. 이 시스템은 우주의 별과 행성들이 생겨나기 이전에 설계된 것이다.

우주의 기원을 추적하면 별과 행성들이 생겨나기 이전의 초기우주가 나오는데, 그 초기우주를 이루고 있는 원자들에 이미 우주의 시스템이 설계되어 있었던 것이다.

현대과학은 138억 년 전의 초기우주 모습까지도 관측할 수 있는 경지에 이미 와 있다. 그 초기우주를 이루고 있는 원자들에 우주의 모든 시스템이 설계되어 있었던 것이다. 자, 두 눈으로 똑똑히 보라!

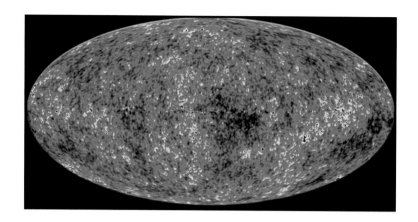

　미국 나사에서 제공한 위의 이미지는 나사의 최첨단 우주과학기
술에 의해 밝혀진 초기우주의 모습이다. 초기우주는 별과 행성을
비롯한 은하들이 생겨나기 이전의 우주이다. 이 초기우주 이미지에
서 붉은 곳들은 대부분 수소로 이루어진 구름(성운)이 중력에 의해
압축되며 별들이 생성되는 곳들이다. 유럽우주국이 최첨단 우주과
학기술로 정밀 관측하여 밝혀낸 초기우주의 모습도 이와 동일한 모
습이다.

　이 초기우주의 모습을 최초로 공개한 캘리포니아 버클리대학교
물리학과의 조지 스무트 교수는 기자회견에서 '만일 여러분에게 신
앙이 있다면, 이 초기우주의 모습은 신의 얼굴과 같다'고 했다. 그리
고 미국 존스홉킨스 대학의 천문학과 교수 마크 카미온코우스키는
이 초기우주를 가리켜 '천문학에서의 인간 게놈 프로젝트'라며, '현
재의 우주가 자라난 씨앗을 보여 준다'고 말했다.

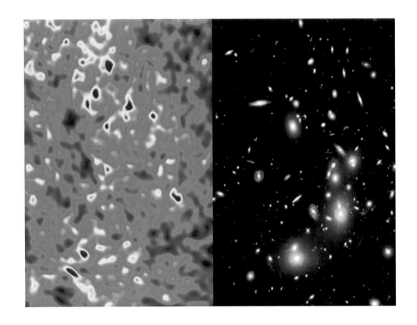

　위의 이미지(나사 제공)는 초기우주의 일부분과 현재 우주의 일부분을 상징적으로 비교하여 보여주는 것이다. 왼쪽은 별과 은하들이 생겨나기 이전의 초기우주 모습이고, 오른쪽은 지금의 우주 모습이다.

　이처럼 우주에 별과 행성을 비롯한 은하들이 생겨나기 전에 원자들이 먼저 생겨났는데 그 원자 안에는 미래의 시공간, 즉 지금의 우주 시스템 프로그램이 완벽히 설계되어 있었다. 따라서 지금의 우주는 그 원자 안에 설계되어 있는 시스템 프로그램대로 완벽히 복제된 것이다.

원자핵을 닮은 천체의 핵

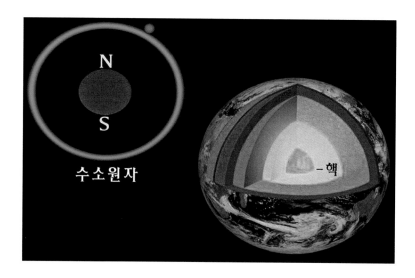

위의 이미지는 수소 원자의 핵과 지구의 핵을 상징적으로 보여주
고 있다.

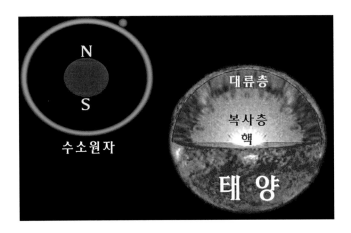

위의 이미지도 수소 원자의 핵과 태양의 핵을 상징적으로 보여주고 있다.

원자에 핵이 있듯, 지구와 태양에도 이와 같이 핵이 있다.

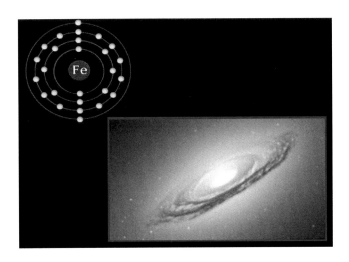

위의 이미지는 철 원자와 은하의 모습을 상징적으로 보여주고 있다. 원자에 핵이 있듯, 은하에도 핵이 있는 것이다.

인체를 백신생산 공장으로 만들 수 있다

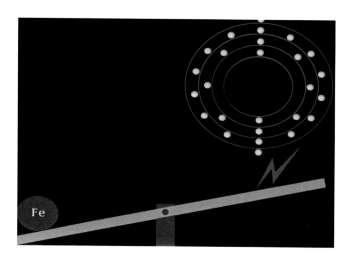

위 이미지는 원자핵의 질량과 전자들의 질량을 비교한 것이다. 전자의 질량은 원자핵의 하나인 양성자에 비해 1,836배 정도 작다. 따라서 이 원자의 궤도에서 운행하는 전자들의 질량을 모두 합쳐도 원자핵의 질량보다 훨씬 작다.

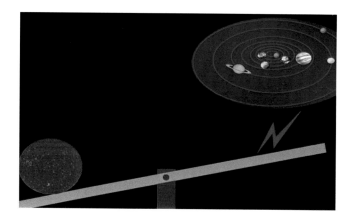

위의 이미지는 태양의 질량과 태양계 행성들의 질량 차이를 상징적으로 비교하여 보여주고 있다. 원자시스템에서와 마찬가지로, 이

행성들의 질량을 모두 합쳐도 태양의 질량보다 훨씬 작다. 태양계에서 태양의 질량은 99퍼센트 이상을 차지하기 때문이다.

인체를 백신생산 공장으로 만들 수 있다

원자의 궤도를 닮은 우주

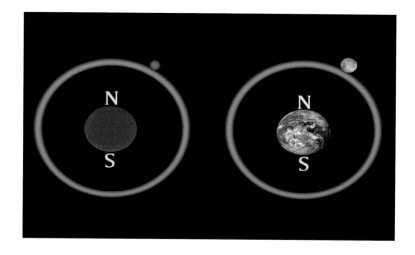

위 이미지에서 보여주듯, 수소 원자와 지구의 모습은 너무도 닮아 있다.

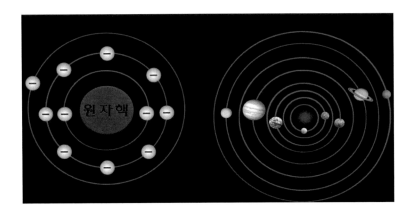

　위 이미지는 나트륨원자와 태양계를 비교한 것이다. 마치 원자 속에 작은 우주가 들어있는 듯하다.

04

원자의 자기장과 천체

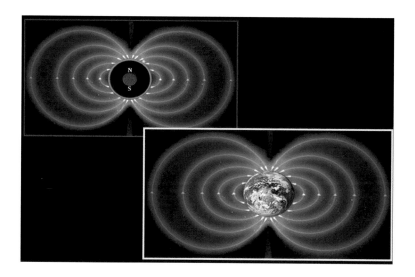

위 이미지는 수소 원자의 자기장과 지구의 자기장을 상징적으로 보여주고 있다. 이처럼 우주는 원자 시스템에서 복제된 것이다.

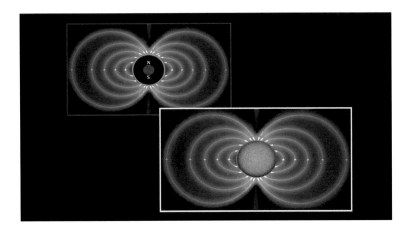

위 이미지는 수소 원자의 자기장과 태양의 자기장을 상징적으로 보여주고 있다. 이처럼 우주는 원자 시스템에서 복제된 것이다.

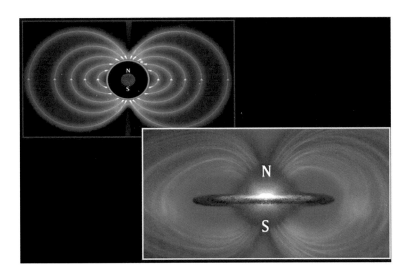

위 이미지는 수소 원자의 자기장과 은하의 자기장을 상징적으로 보여주고 있다. 이처럼 우주는 원자 시스템에서 복제된 것이다.

인체를 백신생산 공장으로 만들 수 있다

05

원자의 전자기파와 천체

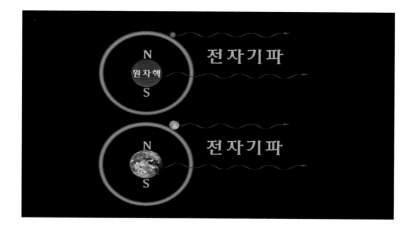

위 이미지는 수소 원자와 지구에서 방출되는 전자기파를 상징적으로 보여주고 있다. 원자와 전자가 전자기파를 방출하듯이, 지구와 달도 전자기파를 방출한다.

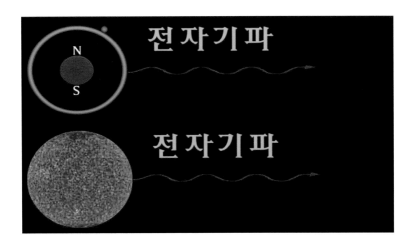

위 이미지는 수소 원자와 태양에서 방출되는 전자기파를 상징적으로 보여주고 있다. 수소 원자에서 전자기파를 방출하듯, 태양에서도 전자기파를 방출하는 것이다.

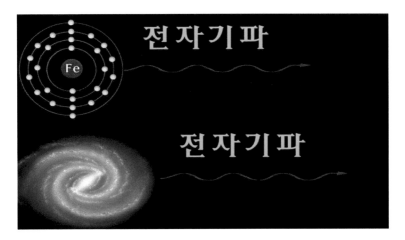

위 이미지는 철 원자와 은하에서 방출되는 전자기파를 상징적으로 보여주고 있다. 역시 철 원자에서 전자기파를 방출하듯이, 은하에서도 전자기파를 방출하는 것이다.

06

원자의 자전축과 천체

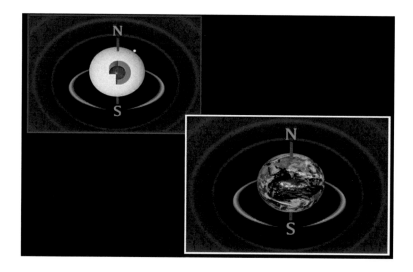

위 이미지는 자전축을 갖고 회전하는 수소 원자의 핵과 지구의 모습을 상징적으로 비교하여 보여주고 있다.

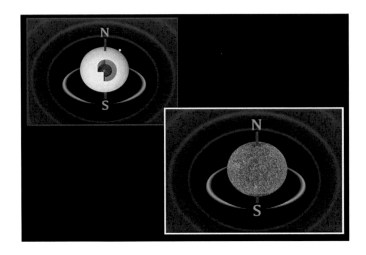

위 이미지는 자전축을 갖고 회전하는 수소 원자의 핵과 태양의
모습을 상징적으로 비교하여 보여주고 있다.

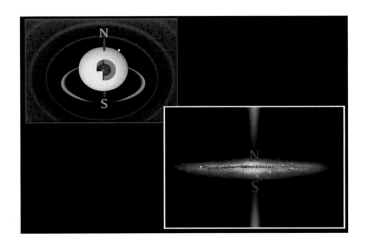

위 이미지는 자전축을 갖고 회전하는 수소 원자의 핵과 은하의
모습을 상징적으로 비교하여 보여주고 있다.

인체를 백신생산 공장으로 만들 수 있다

07

원자의 질량-중력과 천체의 질량-중력

현재 우리가 보고 있는 이 세상 만물은 원자의 질량이 더해져서 나타난 것이다. 그렇게 질량이 더해질 때마다 중력도 더해진다. 은하가 다른 은하와 합쳐질 때 질량과 중력이 더해지는 것처럼, 모든 물질은 질량이 더해질 때마다 중력도 더해지는 것이다.

이처럼 질량은 중력을 동반한다. 질량이 있다는 것은 곧 중력이 있다는 것이다. 원자도 마찬가지로 질량에 비례하여 중력을 가진다. 그리고 그 원자의 질량이 커질수록 중력도 커지게 된다.

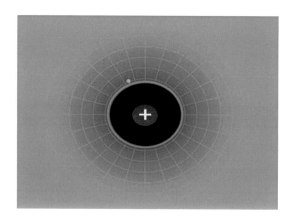

위 이미지는 중력장 안에 있는 수소 원자의 모습을 상징적으로 보

여주고 있다. 태양의 중력권에 있는 많은 행성들이 독자적인 중력을
갖고 있듯이, 원자들도 독자적인 중력을 갖고 있다. 분명한 것은, 그
원자의 질량과 중력이 더해져 별이 되고 행성이 되었다는 것이다.

자기장에는 N-S극이 존재하며 같은 극끼리 척력을 나타내지만,
중력장은 다른 천체의 중력장에 척력을 나타낸다. 달의 중력장이
지구의 중력장에 척력을 나타내듯이 말이다.

이와 마찬가지로 원자의 궤도를 돌고 있는 전자들도 중력장을 갖
고 있는데, 그 중력장은 원자핵의 중력장에 척력으로 작용한다.

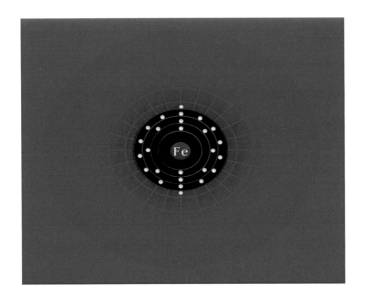

위 이미지에서 보여주듯이 많은 전자들이 원자핵의 인력에 끌려
들어가지 않는 것은, 그 전자들의 독자적인 중력장이 원자핵의 인력
에 척력으로 작용하기 때문이다.

인체를 백신생산 공장으로 만들 수 있다

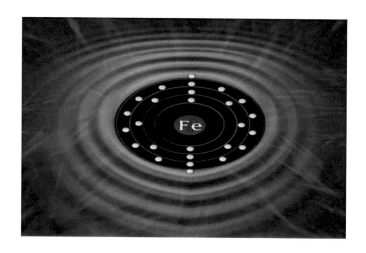

위 이미지에서 보여주듯이 원자의 중력장은 전자들이 흩어지지 못하게 잡아두는 역할을 한다. 태양계도 이 시스템대로 복제된 것이다.

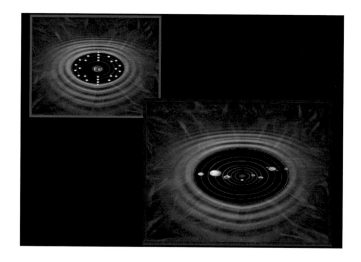

위 이미지는 원자와 태양계의 중력장을 상징적으로 비교하여 보여주고 있다. 원자의 중력장이 전자들을 잡아두듯이, 태양계의 중

력장도 위성들을 잡아두는 역할을 한다.

그런데 현대물리학에서는 전자를 원자핵에 붙잡아두는 힘이 전자기력이며, 이 힘은 광자에 의해 매개된다고 주장한다. 이는 중력과 전자기력에 대한 개념조차도 깨닫지 못한 무지에서 비롯된 주장이다.

중력은 시공간을 보존하는 위치에너지이다. 하지만 전자기력은 운동에너지이다. 전자기파가 그 증거이다. 이 전자기파는 광자들로 이루어져 있다.

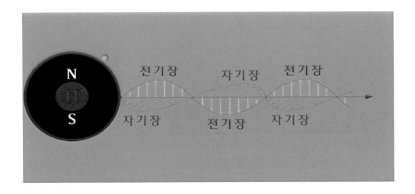

위 이미지는 수소 원자에서 방출되는 전자기파의 자기장과 전기장을 상징적으로 보여주고 있다. 이처럼 전자기력은 운동에너지를 갖고 있지만, 중력장은 위치에너지이기 때문에 방출되지 않는다.

08

중력과 자기장의 진실

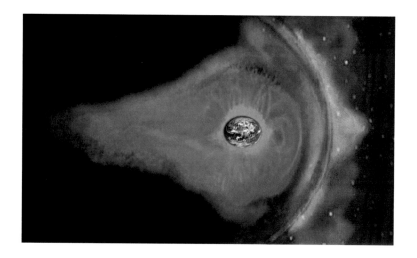

위 이미지는 태양풍을 막으며 밀리는 지구 자기장의 모습을 상징적으로 보여주고 있다. 하지만 지구 중력장은 밀리지 않고 태양계 궤도에서 이탈하지 않는다. 이는 지구 중력장이 위치에너지이기 때문이며, 지구 인력이 태양계 궤도를 붙잡고 있기 때문이다.

만약 중력이 전자기력처럼 운동에너지라면 지구는 태양풍에 밀리며 극심한 온도변화를 겪을 뿐만 아니라, 태양계 궤도에서마저 이탈할 수도 있다. 달 역시 궤도를 이탈하여 멀리 사라져버리게 된다.

이와 마찬가지로 전자를 원자핵에 붙잡아두는 힘이 전자기력이라면, 전자들은 뿔뿔이 흩어져버리게 된다. 하지만 전자들은 질량의 위치에너지인 중력에 붙잡혀 있으므로, 원자의 궤도에 붙어서 운동할 수 있다.

우리가 지구 중력에 의해 땅을 밟고 다닐 수 있듯이, 전자들도 원자중력에 의해 궤도에 붙어서 운동할 수 있는 것이다. 따라서 중력은 위치에너지이며 전자기력은 운동에너지이다.

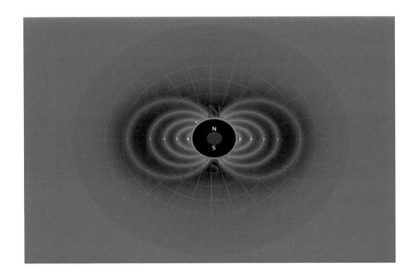

위 이미지는 중력장 안에 있는 원자의 자기장을 상징적으로 보여주고 있다.

인체를 백신생산 공장으로 만들 수 있다

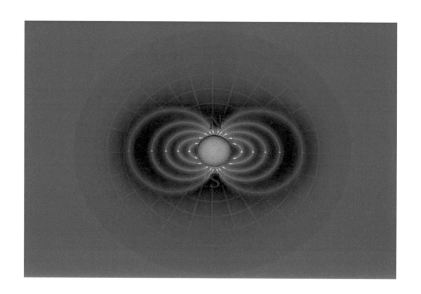

　위 이미지도 중력장 안에 있는 태양의 자기장을 상징적으로 보여주고 있다. 지구를 비롯한 행성들과 별의 자기장이 중력장 안에 있듯이, 원자의 자기장도 중력장 안에 있다.

　자기장은 운동에너지를 가진 반면, 중력장은 위치에너지를 가졌다. 때문에 지구 자기장은 태양풍을 막아내며 위치변동이 생기지만, 중력장의 위치는 절대 변하지 않는다.

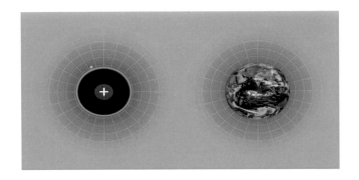

위 이미지는 수소 원자의 중력장과 지구의 중력장을 상징적으로
보여주고 있다.

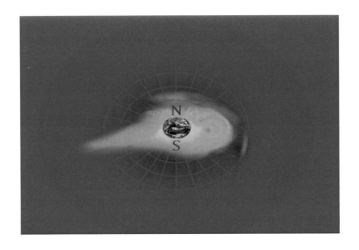

별의 중심부에 있는 원자의 중력장이 별의 중력에 척력을 나타내
듯이, 지구의 중력장도 태양의 중력에 척력을 행사한다. 자석이 같
은 극끼리 척력을 나타내듯이, 중력과 중력은 척력을 나타내는 것
이다.

위의 이미지는 지구를 감싸고 있는 자기장과 중력장의 모습을 상

인체를 백신생산 공장으로 만들 수 있다

징적으로 보여주고 있다.

지구 자기장은 태양풍을 막아내며 지구를 보호하는 역할을 한다. 그러면서 지구 자기장은 반대 방향으로 긴 꼬리를 형성하게 된다. 하지만 중력장의 위치는 변하지 않는다.

따라서 그 중력장 속에 있는 지구도 태양풍에 밀리지 않고 자기 자리를 지킬 수 있다. 만약 중력장이 위치에너지를 갖고 있지 않았다면 지구는 태양계 궤도를 이탈하여 방랑아 신세가 되었을 것이다. 그리하여 지구에는 아무런 생명도 존재할 수 없었을 것이다.

중력장은 지구와 함께 회전하며 태양계의 궤도를 따라 굴러간다. 궤도도 역시 위치에너지를 갖고 있기 때문에 움직이지 않는다. 즉, 중력장은 그 궤도 위를 굴러가는 수레바퀴와 같다.

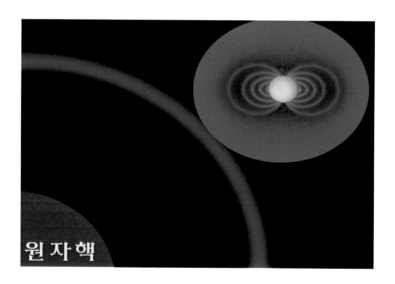

원 자 핵

위 이미지는 원자의 궤도를 타고 운행하는 전자 중력장의 모습을 상징적으로 보여준다.

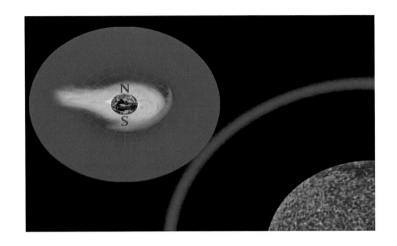

위 이미지는 태양계 궤도를 타고 운행하는 지구 중력장의 모습을 상징적으로 보여준다.

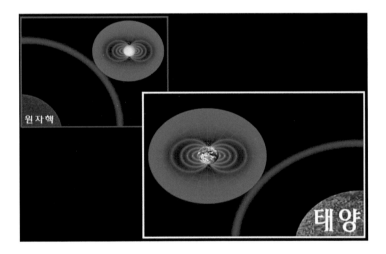

위 이미지는 원자의 궤도를 돌고 있는 전자의 중력장과 태양의 궤도를 돌고 있는 지구의 중력장을 상징적으로 보여주고 있다.

인체를 백신생산 공장으로 만들 수 있다

결론적으로 원자의 질량과 중력이 더해진 것이 지구를 비롯한 우주의 모든 별과 행성들의 질량과 중력이다. 이처럼 우주는 원자시스템대로 완벽히 복제된 것이다.

09

원자 껍데기와 우주 시스템

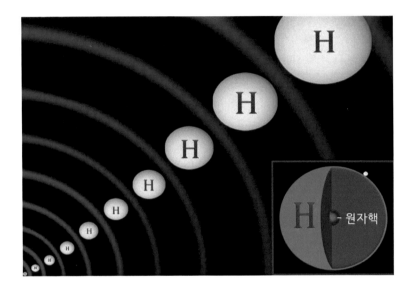

위 이미지는 목성의 중심핵에 들어갈수록 중력에 의해 압축되며 작아지는 수소 원자의 모습과 수소 원자핵을 보호하는 보호막을 상징적으로 보여주고 있다.

원자의 궤도 역할을 하는 이 껍데기 보호막이 없다면 목성도 태양과 같은 별이 될 수 있다. 2개의 수소 원자가 하나로 합쳐지며 핵융합을 통해 헬륨을 생성하면서 태양과 같이 불을 지필 수 있기 때문이다. 하지만 목성은 태양에 비해 질량과 중력이 작기 때문에 수소 원자 껍데기를 붕괴시킬 수 없다. 그 수소 원자 껍데기를 깨뜨려야 핵융합을 통해 헬륨을 생성하며 태양처럼 불을 지필 수 있다. 하지만 목성은 태양보다 질량과 중력이 작기 때문에 수소 원자 껍데기를 붕괴시킬 수 없다. 그래서 목성은 별이 되지 못하고 행성으로 남아 있게 된 것이다. 목성은 태양과 마찬가지로 대부분 수소로 이루어져 있으면서도, 수소 원자 껍데기를 붕괴시킬 힘이 없어서 별이 되지 못한 것이다.

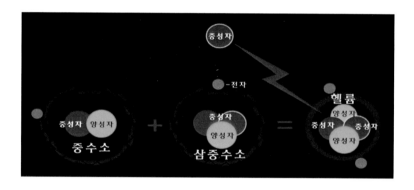

위 이미지는 수소 원자 껍데기가 붕괴되고 2개의 수소가 하나로 결합하여 헬륨이 생성되는 과정을 상징적으로 보여주고 있다. 바로 이 원자 껍데기와 중력의 메커니즘에 의해 별들이 생성되며, 우주 물질이 만들어진다. 원자 껍데기와 중력의 메커니즘을 알면 우주의 모든 진실을 밝힐 수가 있다. 현대천문학이 우주 탄생의 진실을 밝히지 못하는 것은 아직 이 진실을 깨닫지 못했기 때문이다.

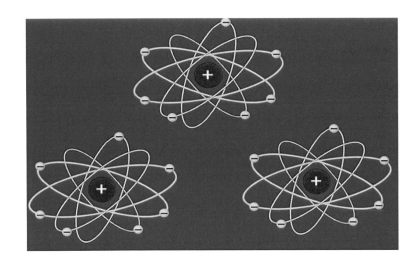

위 이미지를 보면 원자의 궤도가 얼기설기 복잡하게 얽혀 있다. 그리고 우주진화에서 중력과 더불어 매우 중요한 역할을 하는 원자 껍데기의 실체가 보이지 않는다. 따라서 이것은 왜곡된 원자모형이다. 이처럼 왜곡된 원자모형으로는 우주 진실을 절대 밝힐 수가 없다.

지금의 우주는 원자의 시스템대로 완벽히 복제된 것인데, 그 원자 시스템을 왜곡해서는 우주 진실을 영원히 밝힐 수가 없는 것이다.

미국과 유럽을 비롯한 선진국들이 45조 원 이상의 막대한 자금을 쏟아 부으면서도 우주 탄생의 진실을 밝히지 못하는 것은 지금의 우주를 복제한 원자 시스템 프로그램에 대해서 아직 깨닫지 못했기 때문이다.

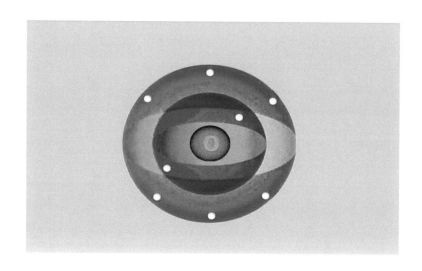

위 이미지는 산소 원자의 2층 껍데기 구조와, 그 껍데기 위에 붙어있는 8개의 전자들을 상징적으로 보여주고 있다. 바로 이 원자 껍데기 위에 전자들의 궤도가 있는 것이다. 우리가 물질을 보고 만질수 있는 것도 바로 이 원자 껍데기가 존재하기 때문이다.

원자핵의 질량이 증가함에 따라 원자 껍데기의 층수도 증가하며, 그 껍데기 층의 궤도에서 회전하는 전자들의 수도 증가한다. 이와 마찬가지로, 우주의 별이나 행성들도 질량의 크기에 따라 여러 궤도를 형성하고 많은 위성들을 거느릴 수 있다.

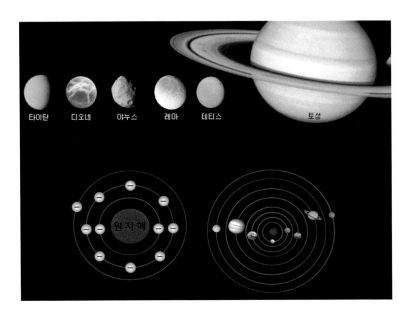

타이탄 　디오네 　야누스 　레아 　테티스 　　　　토성

원자핵

　위 이미지는 토성의 대표적인 위성들을 상징적으로 보여주고 있다. 그리고 나트륨 원자와 태양계의 모습도 상징적으로 보여주고 있다.

　나트륨 원자핵은 11개의 양성자로 이루어져 있다. 따라서 3개의 궤도를 형성하고 11개의 전자들을 거느리고 있다. 원자핵의 질량이 증가함에 따라 원자 껍데기의 층수도 증가하고, 그 궤도에서 회전하는 전자들의 수도 원자핵의 질량에 비례하여 증가한 것이다.

　마찬가지로 태양계에 속한 목성과 토성도 질량에 따라 여러 궤도를 형성하고 수십 개의 위성들을 거느린다. 원자의 질량에 의한 에너지법칙대로 태양계가 복제된 것이다.

　만약 원자 껍데기가 완전히 붕괴된다면 그 즉시 전자들은 핵에 밀려들어가 양성자와 결합하여 중성자로 변환된다. 만약 태양 질량보다 열 배 이상 큰 별의 중력과 폭발에너지 등에 의해 원자 껍데기가 완전히 붕괴되면 그 궤도 밖에서 운행하던 전자들이 핵에 밀려들어가며 양성자와 결합하여 중성자로 변환된다. 그렇게 진화된 것이 중성자별이다. 이와 마찬가지로 지구의 궤도가 붕괴된다면 그 즉시 달은 지구를 향해 돌진할 것이다. 목성이나 토성의 주위를 돌고 있는 수많은 위성들도 마찬가지이다. 그리고 태양계의 궤도가 붕괴된다면 지구를 비롯한 모든 행성들은 태양에 처박히며 종말을 맞게 된다.

이처럼 원자의 질량 및 에너지 법칙에 의한 시스템에서 복제된 우주의 궤도는 우주질서를 확립하는 데 매우 중요한 역할을 한다.

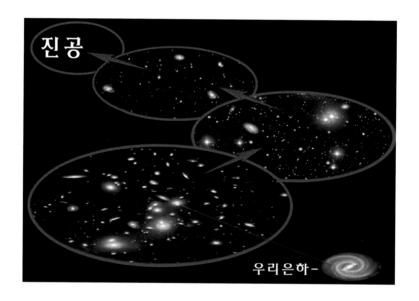

우주가 진공에서 생겨났다는 사실에 물리적 증거로 반론할 과학자는 지구상에 단 한 명도 존재하지 않는다. 위의 이미지와 같이, 우주의 과거를 추적하면 아무것도 존재하지 않던 진공과 만나게 된다.

따라서 분명한 사실은, 우주의 모든 별과 은하들이 생겨나기 전에 원자가 먼저 생겨났고, 그 원자에는 미래의 시공간, 즉 지금의 우주 시스템이 완벽히 설계되어 있었다는 것이다. 따라서 지금의 우주는 그 시스템 프로그램대로 완벽히 복제된 것이다.

우리 인체를 이루고 있는 원소들은 별에서 만들어진 것이다. 그런 즉, 우리 생명은 우주에서 왔다. 아울러 우주를 제대로 알아야 생명도 제대로 이해할 수 있다.

이번에 우주에 관한 진실(『지금도 우주에서 수소가 폭발적으로 생성되고 있다』 - 세계 최초로 밝혀진 질량·중력·밀도·온도 메커니즘의 우주공식)을 동시에 출판하는 것도 그런 이유에서이다.

우주 진실은 표준도서 12권 분량으로 모두 밝혀졌는데, 이제부터 계속 출판하고자 한다.

그 도서들을 통해 미국과 유럽을 비롯한 선진국들이 45조 원 이상의 막대한 자금을 투자하며 경쟁적으로 밝히고자 하는 중력의 진실, 암흑에너지의 진실, 암흑물질의 진실, 은하의 기원 및 형성의 진실, 우주 탄생의 진실 등을 모두 밝히고자 한다.

생체정보프로그램의 진실을 밝히는 데는 아직 2권 분량의 많은 증거들이 있다. 이 책들은 우선 우주의 진실을 모두 밝히고 나서 출판하고자 한다.

그 이유는 우주를 제대로 알아야 생명도 제대로 이해할 수 있기 때문이다.